AF398816

MÉMOIRES

LUXATIONS DE LA CLAVICULE

ET SUR LES

PLAIES PÉNÉTRANTES DES ARTICULATIONS.

MÉMOIRES

LES LUXATIONS

DE LA CLAVICULE

ET SUR LES

PLAIES PÉNÉTRANTES DES ARTICULATIONS.

RELATION DE QUELQUES FAITS
DE CHIRURGIE PRATIQUE, DE MÉDECINE OPÉRATOIRE
ET D'ANATOMIE PATHOLOGIQUE.

PAR

H. A. P. BARADUC,

DOCTEUR EN MÉDECINE,
EX-INTERNE DES HOPITAUX CIVILS
ET MEMBRE DE LA SOCIÉTÉ ANATOMIQUE DE PARIS.

PARIS,
IMPRIMERIE DE Mme Ve BOUCHARD-HUZARD,
7, RUE DE L'ÉPERON.

1842.

MÉMOIRE

SUR LES

LUXATIONS DE LA CLAVICULE.

Nuda veritas.

Je ne m'arrêterai pas à décrire la configuration des surfaces osseuses, qui concourent à la formation des articulations sterno- et acromio-claviculaires. Le but que je me propose sera atteint si, après avoir démontré l'existence de certaines luxations mises en doute par quelques auteurs ou niées formellement par d'autres, je parviens à prouver que les moyens contentifs, adoptés jusqu'à ce jour, ont été presque complétement inefficaces, ou d'un mécanisme beaucoup trop compliqué pour qu'on puisse y avoir recours au moment où le besoin s'en fait sentir.

Ce travail étant essentiellement pratique, nous ne nous bornerons pas à signaler l'insuffisance des moyens chirurgicaux dans le traitement des luxations de la clavicule; mais nous ferons nos efforts, non pour modifier, mais bien pour rendre parfaits les résultats du traitement de ces affections.

Le principe sur lequel repose le mécanisme de l'appareil que nous publions est d'une vérité incontestable ; l'appareil lui-même, très-simple et d'une application facile, peut être partout improvisé.

Mais avant de faire connaître les faits qui nous sont propres, jetons un coup d'œil rapide sur les opinions émises par des chirurgiens tels que Desault, Boyer, M. Astley Cooper, etc., et tâchons ensuite de nous soustraire, pour un moment, à l'influence de ces hautes réputations, afin de donner notre libre opinion.

On lit dans l'ouvrage de Desault, publié par Bichat, les détails qui suivent sur les luxations de la clavicule.

« Peu de luxations se réduisent aussi vite, mais peu se déplacent plus facilement que celles de la clavicule ; disposition inverse des autres maladies de ce genre, qui, à l'opposé des fractures, se replacent avec peine, mais ensuite ne se dérangent que rarement. On en trouve la raison 1° dans l'extrême mobilité de la clavicule, à laquelle tous les mouvements du bras se communiquent ; 2° en ce que la plupart des muscles qui s'insèrent vers l'épaule tendent à porter cet os en dedans, lorsque les ligaments rompus ou distendus, comme il arrive ici, ne lui opposent pas une suffisante résistance.

« De cette double cause de déplacement résulte, dans les détails de l'appareil, une double indication :

« 1° Rendre immobile la clavicule, en empêchant

toute espèce de mouvement à l'épaule et au bras;
2° retenir l'extrémité de la clavicule en dehors, sens
opposé à celui dans lequel elle tend à se déplacer.

« Or, en comparant cette indication aux appareils
jusqu'ici destinés à la remplir, il est facile de sentir
leur insuffisance.

« Le 8 de chiffre, si généralement en usage, et tous
les modes, infiniment variés, sous lesquels on le reproduit, sans le corriger, fixent la clavicule, dans
le sens le plus favorable au déplacement, et même de
la manière dont il est quelquefois opéré. Ils ne pré-
viennent point les mouvements de l'épaule, parce
qu'ils n'empêchent pas ceux du bras, qui reste libre
et que rien ne retient. Loin de représenter une puissance antagoniste de celle qui contribue au déplacement, ils agissent dans le même sens.

« Bell, en désapprouvant le 8 de chiffre, moins
parce que son action est insuffisante, que parce que,
selon lui, il gêne la respiration, propose de lui substituer une espèce de machine semblable à la croix de
fer de Heister, et qui, fixée par des courroies sous
l'aisselle, autour du cou et du tronc, retiendrait solidement toutes ces parties. Mais la mobilité non em-
pêchée du bras, l'action des muscles de l'épaule non
combattue par une puissance passive opposée, rangent
ce moyen dans la classe de ceux qui, n'étant point
calculés sur les causes du déplacement, ne sauraient
entrer dans une pratique rationnelle.

« L'appareil à extension continuelle, imaginé par
Desault, pour la fracture de la clavicule, remplit

ici toutes les indications auxquelles les autres ne sauraient satisfaire.

« Par lui, 1° le bras, solidement fixé contre le tronc par la bande, ne peut communiquer à l'épaule ni à la clavicule aucun mouvement.

« 2° L'épaule elle-même, fortement tirée en dehors avec la partie supérieure de l'humérus, au moyen de l'espèce de levier que celui-ci représente, et dont le coussin est le point d'appui, ne peut, par ses mouvements propres, déranger l'os luxé. 3° L'extrémité sternale, tirée et par les muscles qui tendent à la déplacer en dedans, et par le bandage qui la porte en sens opposé, demeure fixe entre ces deux forces opposées qui se détruisent; d'où il suit que l'appareil de Desault, lorsqu'il est exactement appliqué, offre à chaque puissance de déplacement une résistance exactement calculée sur elle.

« Convenons, cependant, qu'il partage un inconvénient commun à tous les bandages, et qui même lui est spécialement applicable. Vu le nombre considérable de tours de bande d'où il résulte, c'est la facilité très-grande qu'il a à se relâcher. De là une cause de déplacement que n'évite quelquefois pas l'attention la plus exacte et la plus scrupuleuse.

« OBSERVATION I. Desault a soigné pendant long-temps un homme dont la luxation, négligée pendant quatre jours, avait été réduite le cinquième par un chirurgien qui, pour la maintenir, employa une espèce de spica. Une heure après, un mouvement de l'épaule en arrière déplaça l'extrémité luxée, nouvelle réduction ; le lendemain, nouveau déplacement, et ainsi de suite pendant une dizaine de jours, au bout desquels Desault, consulté, plaça l'extrémité du côté malade dans le bandage pécédemment décrit.

« Examinées le lendemain, les pièces furent trouvées en bon état ; le surlendemain, léger déplacement ; alors nouvelle application du bandage, qui, cette fois, contint plus longtemps ; mais au bout de trois jours il y eut encore une saillie considérable. Enfin le malade ne guérit qu'avec une tumeur très-sensible au devant du sternum, et une gêne des mouvements très-grande dans les premiers temps, moindre ensuite, et que l'exercice a fini par dissiper presque entièrement. »

Ainsi Bichat, après avoir donné la préférence au bandage de Desault, parvient lui-même à en démontrer l'insuffisance ; mais, outre les inconvénients cités par le célèbre anatomiste, il en est d'autres qu'il ne signale pas parce qu'ils sont en quelque sorte accessoires aux premiers. Je veux parler de la douleur vive et souvent insupportable que le coussin axillaire fait éprouver aux malades. Aussi les voit-on souvent arracher eux-mêmes leur appareil. L'incommodité inévitablement occasionnée par le bandage de Desault, dans le traitement des luxations de la clavicule, disparaît complétement dans le traitement de ces mêmes affections par le bandage que je publie.

Mais écoutons encore Bichat :

« L'application de l'appareil pour la luxation ne diffère de celui de la fracture de la clavicule qu'en ce qu'il est avantageux de placer sur l'extrémité luxée des compresses graduées, destinées à la repousser en arrière et en dehors, et assujetties par des tours de bande.

« Une seconde précaution, non moins essentielle, c'est de porter un peu en avant, et de fixer dans cette direction, le bout huméral de la clavicule, afin que le sternal, dirigé en arrière, l'éloigne de l'endroit par où elle a de la tendance à s'échapper.

« Desault a presque toujours obtenu des succès complets par ce procédé, et par les soins les plus exacts, pour empêcher le relâchement du bandage. Cependant une gêne, toujours plus ou moins considérable, reste dans l'articulation longtemps après la réduction, et ce n'est souvent qu'au bout d'un mois ou deux que la liberté des mouvements est entièrement rétablie.

« Les observations suivantes, recueillies par Brochier, confirment la doctrine que je viens d'établir. »

OBSERVATION II. Un homme se luxe la clavicule en tombant sur le moignon de l'épaule porté en arrière ; à l'instant on le transporte à l'Hôtel-Dieu, où Desault fait voir à tous les élèves que la tête de l'os, portée au devant du sternum, est à peu près à un pouce de sa cavité naturelle, dont sans doute, elle avait rompu les ligaments.

Ici, comme dans la fracture de la clavicule, l'application du bandage sert de réduction, et fait disparaître la saillie que formait l'extrémité de l'os.

Le malade, fort et vigoureux, qui d'ailleurs avait

éprouvé une forte contusion, est saigné deux fois et mis à la diète. Le lendemain rien de dérangé. Le quatrième jour, léger déplacement de l'os; bandes un peu relâchées; nouvelle application du bandage. Le huitième jour, gonflement autour de l'articulation; compresses imbibées d'eau végéto-minérale souvent renouvelées dessus. Le vingtième, gonflement presque disparu, aucune tendance au déplacement; appareil supprimé : mouvements d'abord difficiles et gênés; le vingt-neuvième, plus libres et plus faciles; le trente-quatrième, revenus à leur état naturel.

Obs. iii. Marie Rivert se luxe la clavicule, le 7 janvier 1789 ; amené quelque temps après l'accident à l'Hôtel-Dieu, il est traité comme le malade précédent, et on obtient le même résultat, à la différence près d'une saillie très-peu sensible de l'extrémité de l'os et d'une gêne un peu prolongée dans les mouvements. Desault citait, dans ses leçons, d'autres exemples de guérison obtenue sans nulle difformité,

« Au reste, le moyen ci-dessus proposé n'aurait-il que l'avantage de diminuer cette saillie de l'os, souvent presque inévitable, d'empêcher, par conséquent, la gêne des mouvements, ce serait sans doute un grand pas vers la guérison.

« Si la pratique offrait une luxation en arrière, même procédé de réduction, avec cette modification qu'il faudrait tirer en avant et en dehors; même appareil pour contenir les parties, à cette différence près que l'extrémité humérale devrait seulement être dirigée un peu en arrière, afin que la sternale, pɔrtée en avant, s'éloigne où la capsule a été rompue.

« De même, si l'os était luxé en haut, il faudrait fixer le bras en dehors et élever un peu le bout huméral pour baisser le sternal. »

Dans le bandage de Desault, un coussin axillaire est indispensable et sert, en quelque sorte, de base ou de point d'appui à tout l'édifice. C'est sur ce coussin que le bras bascule pour entraîner l'épaule et placer les surfaces osseuses dans leurs rapports, et c'est aussi sur lui que Desault comptait pour maintenir l'épaule éloignée du tronc et les parties dans l'état que nous venons d'indiquer. Mais bientôt ce coussin s'affaisse, et la base cédant, tout l'édifice croule ; c'est, en effet, par le seul affaissement du coussin axillaire que tout le bandage se relâche, et non, comme le dit Bichat, à cause du grand nombre de tours de bande qui composent l'appareil.

J'ai toujours vu que, dans un bandage bien appliqué, le nombre des tours de bande, au lieu de nuire à la solidité de l'ensemble, augmente réellement cette solidité ; je ne suppose même pas que cette assertion puisse être contestée.

On comprendra facilement que notre bandage remplisse exactement le but que l'on désire atteindre, quand on réfléchira que son mécanisme, excessivement simple, n'admet rien d'inutile dans son application. Ainsi le coussin de Desault est rejeté, et la luxation, qu'elle soit sterno-claviculaire ou acromio-claviculaire après avoir été réduite, reste maintenue dans cet état au

moyen du bandage et par l'intermédiaire de la clavicule sur laquelle porte son action principale. Placée
comme un arc-boutant entre le sternum et l'acromion,
la clavicule prévient le rapprochement de ces deux os
et remplit, par ce mécanisme, le but que Desault se
proposait par l'usage de son coussin, celui de tenir
l'épaule éloignée du tronc. Ce résultat ne peut être
obtenu qu'autant que la clavicule reste maintenue
dans ses rapports normaux avec les os avec lesquels
elle s'articule. Ainsi, dans l'application de ce nouveau bandage, les luxations de la clavicule sont maintenues réduites par l'intermédiaire de la clavicule
elle-même. Aux avantages indiqués nous pouvons
ajouter qu'une puissance presque indépendante du
bandage *cubito-claviculaire* reste entre les mains du
chirurgien ou de la première personne qui sait dé-
nouer et refaire un nœud ; au moyen de cette puissance on augmente à volonté le degré de pression.
Enfin le malade se lève, marche et supporte sans
douleur le bandage que nous proposons de substituer
à celui de Desault, et que nous offrons comme un
sûr garant contre les difformités semblables à celles
citées par Bichat.

Boyer dit (page 157 du ive volume de son *Traité
des maladies chirurgicales*) :

« Les auteurs ont généralement décrit, plutôt
comme possibles que comme démontrées, trois espèces de luxations de l'extrémité interne de la clavicule : une en devant, une en arrière, une en haut
ou en dedans. La luxation en bas est la seule qui leur

ait paru impossible. Cependant, si l'on recherche les faits sur lesquels cette doctrine repose, on trouvera que la luxation en devant est la seule dont on puisse citer des exemples authentiques. Ce résultat de l'observation s'accorde avec ce que nous venons de faire remarquer sur la disposition des parties, et d'où il suit évidemment que la luxation en bas et celle en haut peuvent être considérées comme impossibles, et que celle en arrière doit être extrêmement difficile, à moins d'une contusion très-violente portée directement sur l'extrémité de la clavicule. »

M. Melier rapporte l'exemple suivant de luxation de la clavicule, et nous croyons devoir citer ici l'observation dans tous ses détails pour compléter le cadre que nous formons des luxations de cet os, mais surtout à cause de l'intérêt que présente l'observation.

« Une petite fille de quatre ans était endormie dans un cabriolet, sur les genoux de son père, lorsqu'une diligence, marchant en sens contraire, accrocha rudement ce cabriolet et faillit le renverser. La secousse fut si forte, que l'enfant, éveillée en sursaut, eût peut-être été jetée à terre si on ne l'eût retenue par le bras. On attribua d'abord à la frayeur les cris qu'elle fit entendre, l'enfant elle-même ne se plaignait d'aucune douleur pendant les premiers jours et continua de se livrer à ses jeux ; on remarquait seulement qu'elle se servait du bras gauche avec moins de facilité, et qu'elle paraissait souffrir quand on l'enlevait en la prenant sous les aisselles. Bientôt après on aperçut une saillie très-prononcée à la partie supérieure de la poitrine. Cette saillie n'est autre chose que l'extrémité interne de la clavicule luxée en avant, ainsi qu'il me fut facile de le reconnaître au premier examen.

« Il y avait déjà huit jours que cet accident avait eu lieu lorsque je fus consulté. La tête de la clavicule, ayant complétement abandonné la facette articulaire du sternum, appuyait sur la partie antérieure de cét os et formait une saillie grosse comme la moitié d'une noix environ, mobile, indolente, sans rougeur, et beaucoup plus prononcée dans certains mouvements. Cette saillie disparaissait facilement, si, d'une main appliquée à la partie interne et supérieure du bras, je tirais l'épaule en dehors, tandis qu'avec le pouce de l'autre main je pressais sur la tumeur elle-même ; mais elle reparaissait dès que ces efforts cessaient. Complétement méconnue, cette luxation avait été abandonnée à elle-même, ou n'avait gêné en rien les mouvements de l'enfant, qui, à la vérité, paraissait peu souffrir. Il était évident, cependant, que les ligaments avaient été déchirés, puisque la clavicule, chevauchant sensiblement sur le sternum, jouissait de cette nouvelle place, d'une mobilité remarquable.

« Sentant tout de suite l'impossibilité d'appliquer avec quelque fruit un bandage ordinaire sur un enfant vif et sans cesse en mouvement ; connaissant d'ailleurs l'insuffisance généralement avouée de ce moyen, je proposai d'avoir recours à un appareil mécanique. Sans s'y refuser, les parents voulurent, avant tout, réunir d'autres avis. MM. Marjolin, Dubois et Boyer furent consultés successivement et constatèrent l'existence de la luxation. Ils s'accordèrent à penser que l'on ne pouvait pas espérer une guérison sans difformité, et que les moyens que l'on emploierait n'auraient d'autres effets que de favoriser la consolidation des os dans leurs nouveaux rapports et de s'opposer à un plus grand déplacement. J'avais exprimé la même opinion dans une note à consulter remise aux parents, note dans laquelle je proposais toutefois un bandage mécanique. Ces messieurs, sans le désapprouver en lui-même, pensèrent que l'on devait se borner à l'emploi des bandes ou même d'une simple écharpe. Ces moyens furent, en effet, tentés avec tous les soins convenables; mais, chaque matin, on trouvait l'appareil dérangé et le déplacement reproduit. Dès lors on se décida à employer l'appareil mécanique que j'avais d'abord proposé et sur lequel, je l'avoue, je n'osais pas beaucoup compter : le succès a véritablement passé mes espérances. »

Nous ne pouvons passer sous silence la description du bandage employé par M. Melier; nous la donnons telle que nous la fournissent, en note, les traducteurs d'Astley Cooper.

Cet appareil se compose :

« 1° Du bandage de Desault, pour la clavicule, tel, ou à peu près, qu'il a été modifié par Boyer;

« 2° D'un compresseur mécanique ajouté au bandage précédent. Trois pièces principales entrent dans sa composition, une espèce de cadre, un ressort et une pelote.

« Le cadre formé par la réunion de plusieurs lames minces de fer doux, recouvertes en peau, est cousu à la partie postérieure de la ceinture, à l'endroit correspondant aux épaules qu'il embrasse. Il est spécialement destiné à offrir un point d'appui fixe et solide au ressort. Il remplit, en outre, une indication très-importante.

« Le ressort, en acier trempé, forme à peu près les trois quarts d'un cercle. Son extrémité postérieure est attachée au cadre, l'antérieure supporte la pelote. Passant, comme une espèce de brayer, au-dessus de l'épaule, mais sans y toucher, il se termine au niveau de l'articulation sterno-claviculaire, sur laquelle il appuie de toute la force de son élasticité. Il est composé de deux et au besoin de trois lames superposées; un bouton à double tête, ou valet-à-patin, glissant dans une coulisse, permet de rapprocher ces lames ou de les éloigner à volonté, et par conséquent de graduer la pression. Ce ressort étant uni au cadre, au moyen d'une vis à tête, on peut facilement l'incliner à droite ou à gauche; on peut aussi en allonger ou en raccourcir l'arc à la faveur de plusieurs trous placés à l'extrémité postérieure de chaque lame. Pour plus de propreté, il est reçu dans une gaîne en peau, ouverte au niveau de la coulisse.

« La pelote s'unit à l'extrémité antérieure du ressort au moyen d'une vis en tête. La courbure et l'inclinaison du ressort sont telles que la pelote se trouve

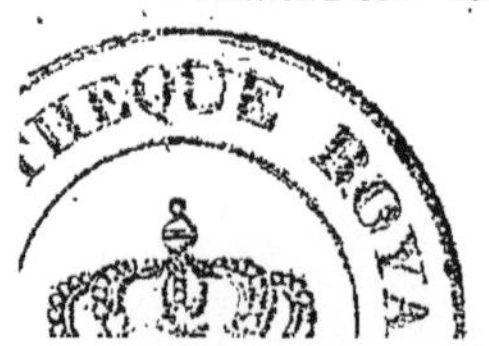

2

dirigée d'avant en arrière, de bas en haut et de dedans en dehors. Trois courroies, cousues à la pelote, se rendent, en rayonnant, à autant de boucles attachées sur divers points de la ceinture, et assurent invariablement la compression. Une bride et un petit gousset tiennent l'avant-bras fléchi et la main dans l'immobilité. »

Le bandage de M. Melier a, sans aucun doute, produit un résultat très-satisfaisant, puisque l'auteur avoue que le succès a dépassé ses espérances ; mais il est à regretter que le mécanisme de ce bandage soit aussi compliqué et que ses moyens d'exécution ne se trouvent pas à la portée de tout le monde.

A l'article luxation de la clavicule en arrière, page 74 de la traduction des œuvres chirurgicales, Astley Cooper s'exprime ainsi : « Jamais je n'ai vu la luxation en arrière de l'extrémité sternale de la clavicule produite par une violence extérieure ; cependant elle pourrait être déterminée par un coup porté avec beaucoup de force sur la partie antérieure de cet os. »

Plus loin le même auteur rapporte l'observation suivante, qui lui fut communiquée par MM. Davie, de Bungay, et Henchman Crowfoot.

« Miss Loffly était atteinte d'une déformation du rachis. Par suite des progrès de cette difformité, le scapulum fut porté peu à peu en avant et fit chevaucher l'extrémité interne de la clavicule derrière la partie supérieure du sternum, de manière à comprimer l'œsophage et à rendre la déglutition très-difficile.

La difformité et l'émaciation étaient poussées à un très-haut degré, lorsque M. Davie conçut l'idée d'enlever l'extrémité interne de la clavicule, et de soustraire ainsi la malade à une mort imminente. Il fit sur l'extrémité interne de la clavicule, et parallèlement à son axe, une incision de deux à trois pouces; il divisa toutes les connexions ligamenteuses environnantes, aussi loin qu'il put les atteindre; puis il réséqua l'extrémité de l'os à un pouce de sa surface articulaire, et pour éviter toute lésion des parties voisines, il plaça une lame de cuir battu au-dessous de l'os pendant qu'il en faisait la section. Il eut recours dans cette opération à la scie de Scultet (appelée souvent scie de Hey). Quand la section de l'os fut complète, il essaya de détacher le fragment interne; mais celui-ci était fortement retenu par le ligament inter-claviculaire. Il fut obligé de rompre ce ligament, en se servant du manche d'un scalpel à la manière d'un levier. La plaie se cicatrisa sans accident, et la déglutition redevint facile. La malade vécut encore six ans après l'opération et recouvra de l'embonpoint. Je n'ai pas été instruit de la cause de sa mort. »

L'observation suivante de luxation en arrière de l'extrémité sternale de la clavicule a été publiée par M. Bellieux, dans la *Revue médicale* (août 1834, pag. 161).

«Un homme âgé de 42 ans fut renversé par son cheval qui venait de s'abattre et sous lequel il se trouva pris de telle manière, que ses deux épaules furent portées en avant. Voici quels étaient les symptômes que présenta la luxation de la clavicule gauche : l'extrémité sternale de l'os était repoussée en arrière et abaissée, une dépression manifeste existait au niveau de l'articulation sterno-claviculaire ; on avait beaucoup de peine, même en pressant assez fortement, à reconnaître l'extrémité interne de la clavicule dans cette dépression : la clavicule présentait une obliquité opposée à celle qui lui est naturelle. La tête et le cou n'offraient aucune inclinaison sensible. Dans l'immobilité et dans l'absence de toute pression, aucune douleur ne se faisait sentir, tandis que la plus légère pression sur la moitié latérale gauche du cou en déterminait une extrêmement vive. Cette même pression était tout à fait insupportable à l'endroit de la dépression sterno-claviculaire, tandis qu'au-dessous elle ne causait aucune douleur. Les mouvements de rotation de la tête, soit à gauche, soit à droite, ne s'opéraient qu'avec gêne et avec un peu de douleur ; le malade les évitait et ne les exécutait qu'avec lenteur et en tournant un peu le tronc, ce qui lui donnait l'aspect particulier de roideur qu'on remarque toutes les fois que les mouvements du cou sont douloureux. Les mouvements du bras gauche étaient faciles ; la main s'élevait jusqu'au niveau de la tête, mais le malade n'exécutait ce mouvement qu'avec précaution. Si, au contraire, ce mouvement était exécuté avec précipitation, s'il était poussé un peu trop loin et s'il avait pour objet de fournir un point d'appui, une vive douleur se faisait sentir dans toute la partie latérale gauche du cou , et principalement dans le lieu du déplacement. Le malade ne pouvait quitter la position horizontale sans le secours d'un aide ; ses essais pour s'asseoir sur son lit étaient brusquement interrompus par la douleur vive qu'ils lui faisaient éprouver ; il ne pouvait se mettre sur son séant qu'en saisissant les mains d'une personne placée au pied du lit. Lorsqu'il remuait , il croyait quelquefois entendre un bruit sourd comme celui qui aurait résulté du frottement de deux surfaces osseuses. La déglutition était peu difficile et terminait une légère douleur qui se propageait jusqu'à l'oreille.

«Au moment de la réduction, un coussin ayant été placé sous l'aisselle , lorsqu'on poussa le coude en dedans et en avant pour attirer la clavicule en dehors, le malade éprouva une douleur vive au côté gauche de la poitrine : cette douleur tenait à une fracture de la partie moyenne de la sixième côte.

«D'une main portée sous l'aisselle du malade, tirant aussi fortement qu'il me fut possible la partie supérieure du bras en dehors, et de l'autre en poussant vigoureusement le coude en dedans, je fis faire à l'humérus un mouvement de bascule en vertu duquel l'épaule entraîna la clavicule en dehors. J'avais soin en même temps d'abaisser fortement l'épaule , espérant dégager plus aisément l'extrémité sternale de la clavicule en faisant agir cet os à la manière d'un levier du premier genre qui aurait eu son point d'appui sur la première côte : ces tentatives n'amenèrent qu'une réduction incomplète. Je fis alors placer, entre

le tronc et le haut du bras du côté malade, le milieu
d'un lacs dont les extrémités furent dirigées en dehors,
l'une en avant, l'autre derrière le bras, et confiées
à un aide chargé de tirer le haut du membre, et par
conséquent l'épaule en dehors et un peu en arrière.
Le milieu d'un autre lacs fut placé en dehors du
coude, et les extrémités en furent ramenées devant
et derrière la poitrine et remises entre les mains d'un
autre aide chargé d'empêcher le coude d'obéir à l'action du premier lacs, partie de la contre-extension à
laquelle concourait un troisième aide, en soutenant
le haut du corps pour éviter qu'il ne fût entraîné du
côté malade. Ainsi exécutées, l'extension et la contre-
extension remplirent parfaitement leur objet, et la clavicule recouvra sa place assez exactement pour que
son articulation sternale reprît presque totalement
l'aspect qui lui est propre. Je plaçai entre le bras et
le tronc un coussin cylindrique aux deux extrémités
duquel étaient cousus deux rubans de fil destinés à
être liés sur l'épaule opposée ; placé tout à fait dans
l'aisselle, il ne descendait pas assez pour appuyer
sur la côte fracturée. La fronde de cuir, conseillée
par M. Boyer pour les luxations de l'extrémité scapulaire de la clavicule, fut appliquée à plein sur le
coude, et les deux chefs en furent dirigés vers l'é-
paule opposée. Des boucles fixées aux chefs qui de-
vaient se diriger devant la poitrine, sans s'étendre
au delà du milieu de sa hauteur, servirent à arrêter
les chefs qui passaient derrière le dos, ce qui devait
permettre de serrer, lâcher ou resserrer le bandage

sans changer en rien la position du membre. Le tout fut entouré d'une ceinture faite avec une serviette pliée en long, qui tenait le coude fortement rapproché du tronc et était soutenue avec un scapulaire; enfin la main et l'avant-bras furent soutenus par une écharpe.

« La clavicule parut se reporter un peu en arrière dès que les aides eurent cessé d'agir; cependant la conformation de la région qu'elle occupe se rapprochait beaucoup plus de l'état naturel. Six mois après l'accident, il restait à peine quelques faibles traces de la luxation. Cependant, en regardant et en touchant attentivement la région de la clavicule on reconnaissait aisément que l'os faisait un peu moins de saillie. La clavicule luxée offrait une courbure moins prononcée, l'extrémité interne de l'os n'ayant pas repris totalement sa place accoutumée : un vide, à la vérité très-peu apparent, senti à la partie antérieure de l'articulation, et une légère saillie au-dessus indiquaient que l'extrémité interne de la clavicule, après avoir quitté l'endroit où elle avait été poussée dans la luxation, était restée un peu en arrière et s'était portée un peu en haut. Une pression un peu forte y causait une sensation désagréable qu'elle ne provoquait pas de l'autre côté. Les fonctions du bras étaient parfaitement libres, mais une légère douleur se faisait ressentir au côté correspondant du cou, quand le malade, dans la position horizontale, soulevait la tête. »

Pendant que j'étais interne à l'hôpital Saint-Antoine, j'ai eu occasion de recueillir les observations suivantes sur les luxations de l'extrémité interne de la clavicule.

PREMIÈRE OBSERVATION.

Luxation en arrière de l'extrémité interne de la clavicule gauche.

Le nommé Bailly (Georges), âgé de 42 ans, journalier, natif de Paris, demeurant rue Sainte-Marguerite, 34, est entré à l'hôpital Saint-Antoine, salle Saint-François, n° 1, le 9 avril 1839.

Après une chute de quinze pieds de hauteur, la région claviculaire ayant heurté des moellons, le malade éprouve une douleur vive. Arrivé à l'hôpital peu d'heures après l'accident, Bailly présente les caractères suivants : le bras gauche est immobile, pendant le long du corps ; l'épaule du même côté est portée en avant, la clavicule ne présente pas, au niveau de sa convexité antérieure, le relief que forme celle du côté opposé ; l'extrémité interne de la clavicule gauche se trouve placée à six ou huit lignes en arrière du plan formé par la face antérieure du sternum ; la peau est déprimée en dehors de la surface articulaire sternale, la pression la plus légère applique la peau sur cette facette articulaire et sur le bord antérieur de l'extrémité sternale de la clavicule. Le bord antérieur de cet os forme, avec la surface articulaire sternale, un angle presque droit, dont le sinus regarde en avant.

Lorsque la pression exercée sur la peau vient à cesser, cette membrane est ramenée en avant par son élasticité : alors un espace triangulaire, à parois inégales en longueur, existe entre la peau, la clavicule et la surface articulaire du sternum ; la paroi interne de cette cavité triangulaire est formée par la facette articulaire sternale, la paroi antérieure par la peau, et la paroi postérieure par la clavicule. L'angle externe le plus aigu, éloigné d'un pouce environ de l'extrémité interne de la clavicule, correspond au point de contact de la peau et de cet os. L'extrémité de la clavicule, qui ordinairement domine, de quelques lignes en dehors, la fourchette du sternum, est placée au même niveau. L'extrémité interne de la clavicule chevauche de deux à trois lignes sur la face postérieure du sternum ; cette dernière disposition paraît être déterminée, en grande partie, par la contraction du muscle sous-clavier. Ce muscle a aussi pour auxiliaires les pectoraux, le trapèze et le rhomboïde.

La tête du malade est inclinée en avant et à gauche.

Le jour même de l'entrée du malade à l'hôpital, une forte saignée lui est pratiquée. La luxation est réduite de la manière suivante : une des mains saisit le bras gauche par sa partie supérieure et le tire en dehors pendant que, de l'autre main, on pousse le coude en dedans ; par ces deux mouvements combinés l'épaule est directement portée en dehors et la clavicule dégagée : alors l'épaule gauche étant poussée en arrière, l'extrémité interne de la clavicule reprend d'elle-même ses rapports naturels.

La luxation est maintenue réduite par l'application du bandage ci-dessous décrit, en ayant soin, toutefois, de placer le tampon *sus-claviculaire* le plus près possible de l'extrémité interne de l'os luxé. Les deux chefs de la bande motrice sont engagés sous le bandage *cubito-claviculaire*, à cinq ou six pouces seulement au-dessous du tampon, pour être ensuite réfléchis sur les parties antérieure et postérieure du même bandage, et fixés sur le côté droit de la poitrine.

Trois tours de bande passent sur l'épaule du côté luxé et embrassent obliquement la partie supérieure du tronc, en se dirigeant de droite à gauche et d'avant en arrière, à partir du premier chef. Cette bande a pour but de porter l'épaule en arrière et de l'y maintenir.

Le bandage est resté appliqué depuis le 9 avril jusqu'au 14 mai ; pendant ce laps de temps, la bande *motrice* a été resserrée quatre fois. Il a été nécessaire d'appliquer à deux reprises différentes la bande destinée à porter l'épaule en arrière.

Le 15 mai, jour de la sortie du malade, la clavicule paraît solidement fixée dans sa position normale ; les mouvements de cet os sont assez libres et s'exécutent sans produire le plus petit déplacement capable de laisser des craintes sur le retour de la maladie.

Je ferai remarquer que le large contact des surfaces articulaires et l'action des faisceaux sterno-claviculaires du grand pectoral, ainsi que le muscle sous-clavier, s'opposent à la récidive de la luxation avec d'autant plus d'efficacité, que, dans les mouvements peu étendus de l'épaule, nulle puissance ne tend à porter en arrière l'extrémité interne de la clavicule. Cependant un mouvement brusque de l'épaule en avant déterminerait probablement la formation nouvelle de la luxation.

Pendant que la luxation existait, l'absence d'un cordon dur et peu dépressible, en arrière du bord supérieur du sternum, et s'étendant de l'extrémité interne de la clavicule droite à l'extrémité interne de la clavicule gauche, m'a fait penser que l'insertion du ligament inter-claviculaire à l'os luxé avait été détruite.

IIᵉ OBSERVATION.

Luxation en haut de l'extrémité interne de la clavicule gauche.

Gabriel Paris, âgé de quarante-trois ans, passé-mentier, natif de Lyon, demeurant barrière Montreuil, est entré à l'hôpital Saint-Antoine, salle Saint-François, n° 10, le 4 octobre 1839.

Dans une lutte, le nommé Paris a été violemment

renversé sur le sol ; le moignon de l'épaule gauche et le côté correspondant de la tête ont frappé la terre : dans la chute, le choc le plus intense a été supporté par l'épaule, tandis que, par un mouvement de rotation de gauche à droite, la tête cherchait à s'y soustraire. Néanmoins, dans cette position, l'étendue existant entre l'épaule et la tête fut augmentée par l'inclinaison forcée de cette dernière à droite.

L'extrémité interne de la clavicule est placée au-dessus du bord supérieur du sternum, sur lequel elle appuie ; le doigt, étant promené de droite à gauche sur ce bord, vient heurter une saillie dont la hauteur est mesurée par l'épaisseur de l'extrémité interne de la clavicule. En faisant fléchir assez fortement la tête du malade sur la poitrine et déprimant la peau dans l'espace en forme de V situé entre les tendons des muscles sterno-mastoïdiens, on sent une surface lisse, triangulaire, qui regarde à droite, et dont la position est perpendiculaire au bord supérieur du sternum, avec lequel cette surface forme un angle droit. Le tendon du sterno-mastoïdien gauche est projeté en avant par l'extrémité interne de la clavicule, sur laquelle il s'aplatit en formant une courbure légère ; la concavité de cette courbure embrasse, de bas en haut, le tiers antérieur de la circonférence de l'extrémité claviculaire. En arrière, la clavicule se trouve cernée par le sterno-hyoïdien, d'où il résulte que l'extrémité interne de l'os luxé est logée dans une anse formée, en avant, par le tendon du sterno-mastoïdien ; en bas, par le bord supérieur du sternum ; et, en arrière , par le sterno-hyoïdien. L'ouverture de cette anse regarde en haut.

Au-dessous du tiers interne de la clavicule , il existe une dépression très-évidente , que l'on augmente considérablement en exerçant sur la peau une pression modérée. L'enfoncement ainsi obtenu permet de constater ses limites formées supérieurement par la clavicule ; inférieurement, par la première côte ; en dedans, par la facette du sternum , s'articulant avec la clavicule ; en dehors , la dépression diminue de hauteur et devient insensible à deux pouces environ du sternum. Le fond de cette dépression n'offrant au doigt d'autre résistance que celle qui lui est fournie par la peau , il est presque certain que le muscle sous-clavier est rompu. La rupture du ligament costo-claviculaire paraît démontrée par le défaut de résistance que nous venons d'indiquer , et l'écartement d'un pouce environ qui existe entre la première côte et la face inférieure de la clavicule.

Le ligament inter-claviculaire forme un cordon oblique de droite à gauche et de bas en haut. En raison du rapprochement de l'extrémité sternale de la clavicule gauche de l'extrémité correspondante de la clavicule droite , ce cordon est facilement dépressible , et permet d'explorer la surface articulaire de la clavicule luxée.

Le faisceau sternal du muscle mastoïdien est dur, tendu , assez fortement contracté , tandis que le faisceau claviculaire du même muscle se laisse déprimer d'une manière sensible dans sa partie inférieure.

La peau ne présente pas la plus légère ecchymose; cependant il semble qu'un peu de liquide soit épanché autour des surfaces articulaires.

Les mouvements de l'épaule sont impossibles; la douleur est peu vive.

Le malade étant d'une constitution forte, une saignée de dix-huit onces lui est pratiquée.

La réduction est opérée ainsi : la tête du malade est fléchie sur la poitrine; une main appliquée sur la partie externe du coude gauche pousse le membre en dedans, pendant que l'autre main, placée à la partie interne et supérieure du bras, porte celui-ci fortement en dehors, et forme en même temps un point d'appui sur lequel la partie supérieure du bras bascule et entraîne l'épaule en dehors. Par ce mouvement, l'extrémité interne de la clavicule, facilement dégagée, tombe en produisant un léger bruit; elle se trouve alors dans ses rapports normaux.

Toute difformité a disparu; les mouvements sont possibles, mais douloureux; le déplacement ne se reproduit pas lorsque le membre est en repos. Le bandage cubito-claviculaire est appliqué; le tampon est fixé aussi près de l'extrémité interne de la clavicule que le permet la conformation des parties environnantes; la bande motrice est placée de telle sorte, que ses deux chefs antérieur et postérieur se renversent sur les parties correspondantes du bandage cubito-claviculaire, à quelques pouces au-dessous du tampon, pour gagner le côté droit de la poitrine, et y être noués ensemble sur cette région.

Tous les deux jours la bande motrice est dénouée pour être resserrée de nouveau.

Le 24 octobre, on enlève le bandage; il n'existe pas la plus légère difformité; les mouvements sont un peu roides, néanmoins le malade sort de l'hôpital après avoir promis de laisser, pendant une dizaine de jours, le membre dans un état de repos, pour lui imprimer ensuite des mouvements gradués.

« Les luxations de l'extrémité humérale de la clavicule ont lieu de deux manières, suivant Petit : 1° au-dessous, 2° au-dessus de l'acromion. Si l'on a égard à la disposition des surfaces articulaires, dont la supérieure est obliquement soutenue par l'inférieure; si l'on examine surtout le rapport de position de l'apophyse coracoïde avec la clavicule, il sera difficile de concevoir comment, sans une fracture simultanée, la première espèce de luxation peut s'effectuer. Cependant quelques faits ajoutés par Desault à la doctrine de Petit, sur ce point, paraissent démontrer la possibilité du glissement de la clavicule sous l'acromion. Quant aux luxations en avant et en arrière, la mobilité de l'épaule, la facilité avec laquelle elle cède aux mouvements qui lui sont imprimés dans ces deux sens, le défaut de résistance font que les deux os qui la composent se meuvent alors d'un commun mouvement et restent en rapport. »

Du mécanisme et des signes.

« Une chute sur le moignon de l'épaule est la plus fréquente cause de cette luxation. Taillées en plan incliné, les deux facettes articulaires glissent alors l'une sur l'autre, de manière que celle qui appartient à l'acromion est poussée en dedans, celle de la clavicule étant dirigée en dehors. La capsule se tend, se rompt et alors le déplacement s'annonce par une saillie contre nature sur l'acromion, par la gêne des mouvements de l'épaule; par la direction de cette partie sensiblement entraînée en dedans et en bas; par l'inclinaison de la tête du malade du côté luxé; par la courbure du tronc; par les vives douleurs à l'endroit du déplacement, caractères essentiellement distincts et qui doivent empêcher l'erreur de Galien, qui, dans un cas semblable, crut à une luxation de l'humérus en bas. Hippocrate et Ambroise Paré ont prévu cette méprise, contre laquélle ils ont mis en garde les premiers praticiens. Mais comme l'observe judicieusement le célèbre Sabatier, outre les signes de la luxation de la clavicule, la position de la tête de l'humérus sous l'aisselle, dans celle de cet os, évitera toute incertitude. »

De la réduction et des moyens de la maintenir.

« La réduction offre, en général, ici peu de difficulté. L'acromion, porté en dehors par l'extrémité supérieure de l'humérus, sur lequel, au moyen d'un corps résistant placé sous l'aisselle, on agit comme sur un levier du premier genre, se rétablit sans peine dans son contact naturel avec la surface correspondante de la clavicule. Mais bientôt on la voit de nouveau se déranger, si un appareil méthodique ne la retient et ne la fixe. Or, sur quelle base doit être construit cet appareil ? Destiné à prévenir le déplacement qui a lieu principalement de dehors en dedans, il doit évidemment agir de dedans en dehors ; d'où il suit que l'action de tous les bandages en 8 de chiffre, recommandés ici par tous les auteurs, loin d'empêcher, favorise le déplacement, parce qu'elle l'exerce dans le sens des puissances qui le produisent. »

(Extrait de l'ouvrage de **P. J. Desault** *publié par* **Bichat.)**

Dans les articles sur les luxations de la clavicule, Boyer dit : « La plupart des auteurs ont admis deux espèces de luxations de l'extrémité externe de la clavicule : l'une en haut ou en dessus, et l'autre en bas ou en dessous. J. L. Petit rapporte que, quoiqu'il ait vu plus rarement la luxation en bas, il lui semble qu'elle devrait arriver plus souvent que la luxation en haut. Il nous paraît, au contraire, que l'obliquité des surfaces articulaires et le point d'appui que la base de l'apophyse coracoïde présente à la clavicule doivent rendre la luxation en bas extrêmement difficile ou, pour mieux dire, absolument impossible. En cela le raisonnement est parfaitement d'accord avec l'expérience : un grand nombre de faits attestent la possibilité de la luxation en haut, et l'on ne pourrait pas en citer un seul bien avéré, en preuve de la luxation en bas. »

On lit, à l'article luxation de l'extrémité scapulaire de la clavicule, de l'ouvrage de Cooper, le passage suivant : « Il n'est guère possible que la clavicule puisse se luxer à son extrémité scapulaire autrement qu'en haut; je n'ai jamais vu cet os glisser sous l'acromion, cependant je ne voudrais pas nier la possibilité du déplacement. »

En publiant notre troisième observation de luxation de la clavicule, nous espérons dissiper le doute de M. Astley Cooper, et prouver que l'opinion formulée par Boyer pouvait être vraie, mais qu'elle a cessé de l'être.

IIIe OBSERVATION.

Luxation en bas de la clavicule. (Luxation en haut de l'acromion sur la clavicule droite.)

Legros, Marie, âgée de 30 ans, blanchisseuse, demeurant à Paris, faubourg Saint-Antoine, 175, est entrée le 20 juin 1839 à l'hôpital Saint-Antoine, salle Sainte-Marthe n° 20.

Cette femme, d'une constitution lymphatique, est mariée et mère de quatre enfants. Il y a deux mois et demi, Marie Legros a éprouvé, en savonnant, une douleur vive dans l'articulation du coude droit, à la suite de laquelle son travail a été suspendu.

Le lendemain matin la douleur se fait sentir dans

l'épaule droite. La malade prétend qu'alors, dans les mouvements qu'il lui était possible d'exécuter, l'os de l'épaule était très-mobile et formait une bosse. Depuis cette époque, une douleur constante est fixée dans cette région. Malgré l'habitude qu'avait Marie Legros de faire plus spécialement usage du bras droit, elle est contrainte de se servir du membre opposé. Les règles n'ont point reparu. Une otorrhée qui persiste depuis cinq ans est attribuée, par la femme Legros, au mauvais traitement que lui a fait subir son mari. Les muscles fléchisseurs des doigts sont restés pendant trois mois dans un état permanent de contraction, la malade ne pouvait alors se soutenir sur ses membres inférieurs. Ces circonstances sont considérées par elle comme le résultat d'une tentative d'empoisonnement. (Cette femme est persuadée que son mari lui a fait prendre, dans ses aliments, des doses légères d'acide nitrique; un verre plein de cet acide, ayant été placé sur la cheminée par son mari, fut renversé par Marie Legros dont les soupçons commençaient à s'éveiller, dit-elle. En contact avec le carreau, la liqueur est entrée en effervescence; les éclaboussures (expression de la malade) ont brûlé ses vêtements. Les personnes accourues alors ont trouvé dans la cendre du foyer une bouteille d'acide nitrique. Le mari a déclaré qu'il était dans l'intention de s'empoisonner lui-même après avoir fait périr sa femme.)

Aujourd'hui 20 juin, jour de l'entrée de la malade à l'hôpital Saint-Antoine, le bras est pendant, dans un état d'inertie, il lui est impossible d'élever la main jusqu'à la tête; sa puissance musculaire est de beaucoup inférieure à celle du bras gauche.

L'épaule semble séparée du tronc. L'extrémité externe de la clavicule est placée en arrière et au-dessous de la surface articulaire de l'acromion. Le peu d'embonpoint de la malade permet de reconnaître facilement, au contact, la forme ovalaire et lisse de la facette articulaire et surtout la concavité du bord interne de l'acromion que l'on suit très-bien avec le doigt. En parcourant de dedans en dehors la face supérieure de la clavicule et déprimant la peau à mesure que l'on approche de l'extrémité scapulaire, le doigt est dirigé par cet os sur le bord interne de l'acromion, au-dessous et en arrière de la facette articulaire dont on reconnaît très-bien la position sur un plan antérieur et supérieur à la clavicule engagée sous elle.

Le membre supérieur représente un levier du premier genre, dont le point d'appui est pris par l'acromion sur l'extrémité externe de la clavicule; la résistance a son siége dans l'omoplate et les muscles qui abaissent cet os et le rapprochent de celui du côté opposé; la puissance existe dans le poids du membre supérieur.

Les muscles trapèze, rhomboïde et grand dentelé, sont très-minces et dans un état presque complet d'atonie. Le bord interne de l'omoplate est tellement saillant en arrière et en dehors, que l'on peut, en déprimant les muscles qui s'y insèrent ou le recouvrent, placer trois doigts dans le sens de leur épaisseur entre ce bord et les côtes correspondantes.

L'angle antérieur ou huméral du scapulum est porté en bas et en avant.

L'angle supérieur et postérieur est relevé et écarté du tronc.

L'angle inférieur est relevé et dirigé en arrière et en dedans ; on peut, en saisissant cet angle, faire mouvoir très-facilement toute l'épaule.

Si l'on place une main à la partie interne et supérieure du bras droit de la malade, et que l'on cherche à écarter le membre du tronc pendant qu'avec la main libre on appuie en sens inverse sur le coude, on fait basculer le meuble sur la première main de manière à rappocher le coude du tronc pendant que l'épaule s'en éloigne. Ce mouvement dégage la clavicule : alors, si l'épaule est portée en bas, la clavicule se trouve en regard du bord interne de l'acromion, et il suffit de diriger la partie supérieure du membre en arrière pour que le rapport entre les surfaces articulaires soit parfait. Les parties étant ainsi placées, il est possible de parcourir dans toute son étendue la face supérieure de la clavicule sans que le doigt soit obligé de déprimer la peau. Alors l'on suit et l'on voit cette membrane soulevée par l'os qui, naguère, laissait entre elle et lui un espace triangulaire fermé en dehors par le bord interne de l'acromion. Dans cet état, si le coude du membre malade est porté en avant et en dedans, la luxation reste réduite, et l'épaule conserve les rapports normaux qu'elle a recouvrés; mais, si l'on écarte du tronc le coude en même temps qu'on le porte en arrière, ou si, au moyen d'un choc léger, on lui imprime un mouvement dans ces deux sens, aussitôt la luxation est reproduite et les surfaces osseuses reprennent de nouveau leurs vicieux rapports. Ces manœuvres peu douloureuses sont répétées six ou huit fois sous les yeux de M. Bérard.

Cette luxation s'est opérée presque à l'insu de la malade, laquelle, trop habituée AUX GALANTERIES de son époux, ne tenait aucun compte d'une dernière bastonnade reçue une quinzaine de jours avant l'invasion des premiers symtômes de la maladie.

Le bandage ordinaire des fractures de la clavicule fut appliqué dans cette circonstance, mais il était rendu complétement inutile par la facilité avec laquelle il se dérangeait; tandis que, sous d'autres rapports, il ne remplissait pas l'indication. Je crus devoir lui substituer le bandage indiqué sur la planche première, en ayant soin, toutefois, de placer une lame de carton dans le tampon et de disposer celui-ci de telle sorte qu'il appuyât également sur la clavicule et l'acromion; quelques-uns des tours de bande, après avoir passé sur le moignon de l'épaule, allaient obliquement s'engager sous les circulaires de la bande boulée autour du tronc, le plus près possible de la base de la poitrine, du côté correspondant à la luxation. C'est au-dessous de ces derniers lacs que s'engageait la bande, désignée sous le nom de motrice, dont la disposition, d'ailleurs, devenait telle qu'elle est présentée sur la planche.

Chaque jour la bande motrice était serrée de nouveau, et son action, se communiquant aux lacs étendus des régions antérieure et postérieure du tronc à l'acromion qu'ils embrassaient par leurs arcades, exerçait sur l'épaule, en dehors de la clavicule et de haut en bas, une pression presque verticale.

Au bout d'un mois, le bandage a été enlevé; les surfaces articulaires étaient dans leurs rapports naturels, le déplacement ne s'opérait plus lorsqu'on faisait mouvoir le bras; mais il restait une faiblesse extrême et une roideur assez grande du membre. Cet état a été combattu par des bains gélatineux et des vésicatoires successivement appliqués sur l'épaule et autour de cette région; chaque jour on saupoudrait de strychnine la surface dépourvue d'épiderme, depuis trois jusqu'à huit centigrammes. La malade est sortie guérie, de l'hôpital Saint-Antoine, le 7 septembre 1839.

En 1841, remplissant de nouveau les fonctions d'interne dans le même hôpital, j'ai eu la satisfaction de m'assurer de la persistance des résultats obtenus.

IVe OBSERVATION.

Luxation en haut de l'extrémité scapulaire de la clavicule. (Luxation en bas de l'acromion sur la clavicule droite.)

Louis-Alexandre Duval, jardinier, âgé de soixante ans, natif de Nogent-sur-Marne, demeurant à Saint-Mandé, Grande-Rue, 37, est entré à l'hôpital Saint-Antoine, salle Saint-François n° 19, le 18 octobre 1841.

Quelques heures avant son entrée à l'hôpital, Duval fut renversé dans le parc de Vincennes par un cheval qui, l'ayant heurté à l'épaule gauche, le lança violemment à terre. Dans cette chute, l'épaule droite et le côté correspondant portèrent sur le sol : les 6e et 7e côtes furent fracturées à leur partie moyenne; l'extrémité scapulaire de la clavicule droite, ayant été luxée, détermina dans la configuration de l'épaule les caractères suivants :

Le malade étant debout ou assis, les deux bras pendants le long du corps; les deux clavicules, appuyées sur les premières côtes, sont l'une et l'autre parallèles à l'horizon.

Du côté sain, le moignon de l'épaule est, à très-peu de chose près, à la hauteur de la clavicule, il semble prolonger le plan de la face supérieure de cet os. La forme générale de l'épaule est arrondie.

Du côté malade, le plan horizontal formé par la face de la clavicule est brusquement interrompu au niveau de l'extrémité scapulaire de cet os. Le moignon de l'épaule, représenté par le bord externe de l'apophyse acromion, est placé à un pouce et demi au-dessous de la clavicule. L'épaule est rapprochée du tronc, de telle manière que l'espace compris entre l'extrémité externe de la clavicule et le bord externe de l'acromion se trouve diminué de six lignes. La distance qui sépare, de haut en bas, ces deux os est limitée extérieurement par la peau, laquelle, après avoir en quelque sorte drapé la clavicule, se précipite de haut en bas, pour former une surface dont l'inclinaison se rapproche presque de la verticale, et s'étaler ensuite sur le moignon de l'épaule. Dans ce trajet, cette surface cutanée a la forme d'un triangle équilatéral, dont un des angles correspond à l'extrémité scapulaire de la clavicule, et les deux autres aux extrémités du bord externe de l'acromion. En cet endroit, la peau se laisse déprimer avec une facilité si grande, qu'il est possible de loger trois doigts superposés entre la face inférieure de l'extrémité externe de la clavicule et la face supérieure de l'acromion. En avant et en arrière de cette surface, les faisceaux musculaires du deltoïde et du trapèze impriment à la peau, dans le sens de leurs directions, une légère saillie faiblement dépressible. Au-dessous des faisceaux du trapèze, il existe une dépression de cette membrane en rapport avec le muscle sus-épineux.

Il est possible, à travers les tégumens, de distinguer au toucher la facette articulaire de la clavicule.

Le bord interne de l'omoplate du côté gauche est

plus rapproché des apophyses épineuses que ne l'est le bord semblable de l'omoplate du côté opposé.

Le coude gauche est un peu écarté du tronc. Le malade incline la tête du côté de la luxation.

Ainsi il résulte des faits que nous venons d'énumérer que la clavicule occupe sa position naturelle ; tandis que l'omoplate a subi, par rapport au premier de ces os, deux déplacements principaux :

Le premier, de haut en bas, peu étendu au moment de la luxation, a été, bientôt après, considérablement augmenté par le poids du membre.

Le second déplacement, dans lequel le membre est rapproché du tronc, a été opéré par l'action du grand et du petit pectoral en avant ; en arrière par le grand dentelé, les faisceaux inférieurs du trapèze, le rhomboïde et le grand dorsal.

La position du coude écarté du tronc me semble devoir s'expliquer par l'action du grand pectoral et du grand dorsal sur l'extrémité supérieure de l'humérus, pendant que le deltoïde, dont l'insertion a lieu au-dessous de celle des muscles précédents, agissait sur l'extrémité inférieure de l'os du bras et portait le coude de dedans en dehors.

Il est évident qu'un déplacement aussi étendu ne peut avoir lieu sans la déchirure, 1° des ligaments coraco-claviculaires, 2° des ligaments et des faisceaux fibreux acromio-claviculaires.

La douleur est vive, les mouvements de l'épaule sont impossibles ; ceux du bras ont lieu dans des limites très-étroites et presque sans douleur, sous l'influence d'une puissance étrangère au malade.

Un bandage de corps est appliqué dans le but de maintenir les côtes fracturées dans un état d'immobilité.

Après avoir constaté l'existence d'une luxation à laquelle on pourrait, à juste titre, donner le nom de luxation en bas de l'acromion sur la clavicule, j'ai opéré la réduction en plaçant la main droite à la partie interne du bras malade, pendant que la main gauche, appuyée sur la partie externe de son coude, le rapprochait du tronc et, par un mouvement de bascule, dégageait l'acromion. Cette apophyse, entraînée par l'humérus en dehors et en haut, venait présenter sa facette articulaire à la facette correspondante de la clavicule.

La réduction ainsi opérée est maintenue au moyen du bandage décrit plus bas.

Le jour même de l'entrée du malade à l'hôpital, 18 octobre, une large saignée du bras lui est pratiquée.

Le 19, le malade éprouve une douleur assez vive dans le côté gauche ; quelques accès de toux sont suivis d'une expectoration sanguinolente ; la douleur de l'épaule a cessé depuis l'application du bandage. On prescrit au malade de la tisane pectorale sucrée, un julep diacodé, un bain de pieds sinapisé, le repos et la diète.

Les symptômes observés la veille diminuent pendant les jours suivants et disparaissent complétement du 23 au 24 octobre, le même traitement ayant été continué pendant ce laps de temps.

Tous les deux ou trois jours le bandage est resserré, ainsi qu'il sera dit plus bas.

Huit jours après son entrée à l'hôpital , le malade est mis au quart de régime ; quelques jours après , il mange la demie ; son état s'améliore avec une grande rapidité.

Le 6 novembre, Duval n'éprouve aucune souffrance dans la poitrine ou à l'épaule ; il se plaint seulement d'une légère douleur à l'avant-bras, laquelle est occasionnée par la compression du bandage dont l'action sur la peau est directe. '

Le 14 novembre , le bandage est enlevé ; l'acromion et la clavicule sont dans leurs rapports respectifs ; nulle difformité n'est appréciable. Ce fait est constaté par M. le professeur Bérard , et quelques jours après par M. Denonvilliers.

Le premier sentiment d'engourdissement étant passé, le malade peut porter le bras dans toutes les directions.

L'avant-bras n'ayant pas été protégé par un bandage roulé , le petit doigt et l'annulaire sont restés dans un état d'engourdissement , effet de la compression exercée sur l'avant-bras. Quelques frictions avec un liniment opiacé et deux bains ont suffi pour rendre à ces organes leur liberté de fonctions.

Le nommé Duval est sorti guéri de l'hôpital Saint-Antoine , le 18 novembre 1841.

Six semaines ou deux mois après son départ , Duval a eu la bonté de se présenter à moi pour me permettre de constater sa guérison parfaite.

Appareil pour maintenir réduites les luxations scapulaires et sternales de la clavicule (1).

1° On appliquera sur le membre correspondant à la luxation des circulaires de bandes, lesquelles, partant de la main, remonteront sur l'avant-bras et le bras pour se terminer au niveau de l'aisselle.

2° Une bande large sera roulée autour de la partie inférieure de la poitrine; un des tours passera obliquement, d'arrière en avant, sur le bras et l'avant-bras, afin de maintenir le coude sur le côté de la poitrine.

3° Un tampon de huit à dix lignes d'épaisseur, de deux pouces carrés, formé de compresses pliées en plusieurs doubles, sera appliqué sur l'extrémité luxée de la clavicule. Le chef d'une bande neuve sera appuyé sur le tampon avec assez de force pour maintenir l'os dans sa position naturelle; cependant la bande déroulée sur la partie antérieure de la poitrine gagnera la région cubitale de l'avant-bras qu'elle contournera, en s'y appuyant fortement, pour longer,

---

(1) Pendant que cet article est sous presse, j'apprends de M. Denonvilliers qu'il a traité, à l'Hôtel-Dieu, un cas de luxation en haut de l'extrémité scapulaire de la clavicule, au moyen de mon bandage, et que le résultat a été parfait.

en remontant, la partie postérieure du bras et de l'épaule ; gagner le tampon, recouvrir avec force le chef de la bande, et faire ainsi cinq à six fois le même trajet.

4° La partie moyenne d'une bande de trois à quatre mètres de longueur sera appliquée sur le côté de la poitrine opposé au bras malade, à deux travers de doigt au-dessous du sein ; les deux chefs de cette bande seront portés sur les faces antérieure et postérieure du tronc, perpendiculairement au bandage *cubito-claviculaire;* chacun de ces chefs sera engagé sous la face profonde de ce bandage pour être réfléchi sur sa face superficielle, et de là, côtoyant les régions dorsale et sternale du tronc, gagner le côté de la poitrine opposé à la luxation, et être fixé par un double nœud sur la convexité de l'anse première que la bande a formée.

Chaque jour, pendant le premier septénaire, les nœuds de cette dernière bande, que nous appellerons *motrice*, seront relâchés ; les chefs, tirés ainsi qu'il est indiqué sur la planche première, seront portés sous le bras et de nouveau fixés par deux nœuds sur le tronc.

Par ce mécanisme, on obtiendra une puissance qui agira perpendiculairement au bandage cubito-claviculaire. Alors le point d'action se trouvera divisé et réfléchi d'une part sur la clavicule, et de l'autre sur le coude, de manière à agir sur ces deux régions avec plus de force qu'il n'en faudra pour éviter tout déplacement ; et assez de solidité pour que le bandage puisse rester appliqué pendant plusieurs mois sans être renouvelé, si la nécessité s'en faisait sentir. Le soin essentiel, mais le seul à donner au bandage après son application, est de resserrer la bande motrice lorsqu'elle commence à se relâcher.

MÉMOIRE

SUR LES

PLAIES PÉNÉTRANTES

DES ARTICULATIONS.

4

MÉMOIRE

SUR LES

PLAIES PÉNÉTRANTES DES ARTICULATIONS.

*De la gravité des plaies-pénétrantes des articula-
tions et de leur traitement par un bandage nouveau applicable à la guérison des grands abcès.*

Un fait nouveau, ajouté au chiffre déjà si élevé des
décès que l'on a eus à déplorer à la suite des plaies
pénétrantes des articulations, fera facilement comprendre toute la gravité de ces affections.

M. Béraud, âgé de 34 ans, professeur dans une
institution, à Saint-Mandé, d'une bonne constitution,
me fut présenté, dans le courant du mois de janvier 1839, par M. Besse, aumônier de l'hôpital Saint-
Antoine. Le sieur Béraud portait, dans le genou
gauche, une concrétion du volume d'une petite fève de
haricot, de laquelle il désirait vivement se débarrasser.
Après avoir été consulté à ce sujet, j'engageai fortement M. Béraud à ne pas se faire pratiquer une opération extrêmement grave, quoique très-simple en
apparence, et à se résigner à vivre avec une affection
qui, de temps à autre seulement, déterminait quelques douleurs et un peu de gonflement du genou.

Désirant entrer à l'hôpital Saint-Antoine pour se
reposer pendant quelques jours, M. Béraud accepta
un billet d'admission. Le lendemain de son entrée,
M. Bérard aîné examine le genou gauche devenu
douloureux à la suite de longues courses faites les

jours précédents par le malade. Une concrétion dure, du volume indiqué, se laisse sentir sous la peau à la partie interne du genou. Quelques mouvements imprimés au membre font disparaître là concrétion; celle-ci flotte alors dans l'articulation, au milieu d'une petite quantité de synovie. De nouveaux mouvements permettent de sentir la tumeur au côté externe de la rotule, puis elle disparaît pour se montrer encore au côté interne de cet os. En appliquant, de haut en bas, le doigt sur la concrétion, on peut la fixer sur le tibia. Quelques cataplasmes et le repos suffisent pour faire disparaître la douleur et le gonflement. Non-seulement M. Bérard se refuse à pratiquer la simple incision nécessaire pour extraire le corps étranger de l'articulation, mais encore ce chirurgien présage une mort presque certaine au sieur Béraud s'il se fait opérer.

M. Béraud sort de l'hôpital Saint-Antoine le 21 janvier, marchant très-bien, n'éprouvant aucune douleur, et après m'avoir promis de renoncer à l'opération.

Dans le courant de juillet de la même année, notre malade se présente dans un des grands hôpitaux du centre; et, le 13 juillet, l'extraction du corps étranger est pratiquée au moyen d'une incision. La plaie est pansée comme on le fait ordinairement.

Le quatrième jour après l'opération, le genou est douloureux et enflammé; on le recouvre de pommade mercurielle. Les jours suivants, il se forme du pus dans l'articulation ouverte; les autres articulations du membre inférieur et du bras gauche s'enflamment également; des abcès se forment dans l'intérieur de ces cavités. Le ventre devient douloureux, et le malade meurt le neuvième jour après l'opération.

Je pourrais citer un second fait qui a eu lieu dans un autre service du même hôpital; mais je me suis convaincu que l'opération n'a en rien aggravé la position de la malade, en conséquence je ne ferai que l'indiquer.

Une femme de trente et quelques années accouche; peu de jours après, elle est prise d'une métro-péritonite que l'on combat avec assez de succès; mais bientôt des douleurs se font sentir dans toutes les articulations. L'un des genoux est plus spécialement affecté : de la rougeur, du gonflement, une fluctuation assez sensible s'y manifestent; enfin la percussion elle-même fait diagnostiquer une collection purulente. L'opération est ordonnée; un de mes confrères la pratique. Il sort, par l'incision, un pus de bonne nature. Quelques jours après, la malade avait cessé de vivre.

Nous nous hâtons de le répéter, ce résultat était inévitable; et peut-être l'opération a-t-elle soulagé la malade et rendu ses derniers moments moins douloureux.

La gravité des plaies des grandes articulations, si généralement attribuée à l'introduction et au séjour de l'air ou des gaz dans ces cavités, nous a inspiré, comme à beaucoup de chirurgiens, le désir de prévenir l'influence nuisible de ces fluides sur les surfaces articulaires. Le bandage dont la description est ci-jointe nous à fourni des résultats qui ne nous laissent aucun doute sur la facilité de parvenir, par son application, au but si ardemment désiré.

En outre, l'une des observations que nous publions démontrera toute l'utilité de ce bandage dans le traitement des grands abcès.

Ainsi laissons à l'éloquence des faits le soin de prouver notre assertion.

PREMIÈRE OBSERVATION.

Plaie pénétrante de l'articulation du genou gauche. Application du bandage. Guérison, ankylose.

Le 3 mars 1841, le nommé Bélézé (Julien), âgé de 24 ans, profession d'ébéniste, natif de Rennes (Ille-et-Vilaine), demeurant rue Saint-Nicolas, 11 (faubourg Saint-Antoine), était assis la jambe gauche fléchie à angle droit ; il tenait à la main un couteau-poignard lorqu'il reçut sur le bras un coup qui fit tomber le poignard sur le genou gauche. La pointe de l'instrument s'enfonça dans les chairs au-dessus du bord supérieur de la rotule et un peu en dedans.

Le lendemain, un médecin prescrit au malade douze sangsues et lui dit que son affection sera très-légère. Le 5, le même médecin lui conseille d'entrer à l'hôpital, en lui annonçant que la plaie pourra devenir très-dangereuse.

Le 6 mars, le malade est transporté à l'hôpital Saint-Antoine ; salle Saint-François n° 22. Une plaie de trois lignes de longueur est placée à la partie interne et antérieure du genou gauche, au-dessus de la rotule et immédiatement en dedans du muscle droit de la cuisse. Cette plaie a une direction transversale à l'axe du tendon ; sa profondeur paraît être d'une à deux lignes seulement ; mais, comme un très-petit caillot de sang adhère à ses bords, on ne juge pas à propos de le détruire pour explorer la plaie. Le genou est un peu gonflé, douloureux ; néanmoins la peau conserve sa coloration naturelle. La station verticale est impossible sur le membre malade. Le pouls est assez développé, mais sans augmentation dans le nombre des pulsations ; dix ventouses scarifiées sont appliquées sur l'articulation et autour d'elle.

Le 7, trente sangsues sont placées sur le genou, autour de la plaie, on fait couler le sang dans des cataplasmes de farine de graine de lin ; le malade est mis à la diète ; il fait usage d'eau gommée sucrée avec du sirop de groseilles.

Le 8 mars, le gonflement persiste, la douleur est un peu moins vive ; un large vésicatoire est appliqué sur la partie interne du genou. Pendant les jours suivants, le vésicatoire est pansé avec du cérat et recouvert de cataplasmes : le gonflement paraît augmenter.

Le 16 mars, la plaie est cicatrisée ; un nouveau vésicatoire est appliqué sur les régions antérieure et externe de l'articulation ; ce vésicatoire est pansé comme le précédent : pendant six à sept jours il fournit une suppuration assez abondante, le huitième jour après son application, sa surface est sèche ; le genou a diminué sensiblement de volume; la fièvre, qui jusqu'alors a été très-peu développée, cesse complétement. Le malade prend quatre bains dans les huit derniers jours du mois de mars.

Du 1er au 12 avril, la guérison paraît assurée malgré le volume toujours un peu plus grand du genou affecté. Le 14, nonobstant la défense qui lui en avait été faite, le malade se lève; bientôt la douleur qu'il ressent dans l'articulation le contraint à se remettre au lit : dès lors le genou augmente rapidement de volume, des élancements vifs s'y font sentir; le malade est pris de frissons revenant d'une manière irrégulière et reparaissant pendant les trois jours suivants, le pouls devient très-fréquent, la peau chaude, la soif vive. (Eau de gomme, sirop de groseilles, diète.)

Le 19, le genou est volumineux, une fluctuation se fait sentir de chaque côté de la rotule; cet os est séparé des condyles du fémur par une quantité considérable de liquide.

En déprimant la rotule d'une manière brusque, on sent le choc qui résulte de son contact avec les condyles : cette sensation n'est perçue qu'après avoir fait parcourir à la rotule, d'avant en arrière, un trajet pouvant être évalué à un pouce et quelques lignes; ce mouvement, en refoulant le liquide contenu dans l'articulation, rend la fluctuation plus manifeste encore sur les parties latérales de l'articulation ainsi qu'au-dessus de la rotule. Dans cette région la fluctuation s'étend jusqu'au-dessus du tiers inférieur de la cuisse. La présence du liquide soulève en cet endroit les muscles droit antérieur et crural, et augmente ainsi considérablement le volume du membre. (Cataplasmes de farine de graine de lin.)

Cet état croît lentement jusqu'à la fin d'avril sans donner lieu à une forte réaction.

Le 1er mai, une incision d'un pouce d'étendue est pratiquée parallélement au bord interne de la rotule : à peine l'instrument a-t-il pénétré dans l'articulation, qu'il s'échappe par la plaie un flot de pus jaune verdâtre, assez consistant, sans odeur particulière; des pressions modérées, exercées sur les parois du foyer, font évacuer près d'un litre de ce liquide. Une bande est appliquée depuis les orteils jusqu'au-dessous de l'articulation du genou; une seconde bande est roulée sur la cuisse, depuis sa partie moyenne jusqu'à deux travers de doigt au-dessus de la plaie. Un linge troué, enduit de cérat, est placé sur l'ouverture; des gâteaux de charpie le recouvrent de manière à laisser entre eux un intervalle correspondant à celle-ci et permettant une issue facile au pus.

Les jours suivants, le même pansement est pratiqué : chaque jour, de nouvelles bandes sont roulées sur les premières, autour du membre, dans les deux sens indiqués; une grande quantité de pus sort par la plaie.

Le 4 mai, quatrième jour de l'application du bandage, le malade, dont les forces sont considérablement diminuées, éprouve du dévoiement. (Riz, sirop de coings, 2 grammes de diascordium, lavement amidonné, bouillons maigres.)

Pendant les sept jours qui suivent, un bandage semblable est chaque jour appliqué sur les précédents, la plaie étant maintenue à découvert pour être pansée comme il a été dit plus haut. Une petite toux sèche qui existe depuis deux jours fait craindre que la poitrine ne soit affectée.

Le 12 mai, persistance du dévoiement; la plaie fournit une moins grande quantité de pus; le malade se plaint d'une douleur vive à la partie supérieure et externe de la cuisse; un empâtement assez considérable existe au-dessus du bandage qui recouvre cette région. Cet empâtement s'étend jusqu'au-dessus du grand trochanter. Les onze bandes qui recouvrent la cuisse et s'étendent jusqu'au genou, sont enlevées et laissent à découvert le membre très-amaigri, mais dont la partie moyenne et extérieure est le siége d'une tumeur fluctuante, de six pouces d'étendue dans le sens longitudinal et de quatre à cinq pouces dans le sens transversal; dans cette région la peau est rouge et douloureuse. Pendant trois jours des cataplasmes sont appliqués. (Tisane pectorale, sirop de coings.)

Le 15 mai, une incision de deux pouces d'étendue est pratiquée au centre de l'abcès, et divise suivant l'axe du membre, la peau, l'aponévrose crurale et le muscle crural externe : quinze onces environ d'un pus flegmoneux s'écoulent par la plaie. Des compresses graduées sont appliquées parallèlement au membre en avant et en arrière de l'incision et maintenues par une bande roulée autour de la cuisse, de haut en bas jusqu'au genou, mais laissant à découvert la plaie qui est pansée avec du cérat et de la charpie. Le dévoiement persiste ; le malade est mis au quart de portion. (Tisane pectorale, sirop de coings, décoction blanche une livre, diascordium 2 grammes, matin et soir un quart de lavement amidonné et laudanisé, 8 gouttes.)

L'abcès de la cuisse suppure en quantité décroissante jusqu'à la fin du mois de juin, époque à laquelle ses parois sont parfaitement recollées et la plaie entièrement cicatrisée. Pendant ce laps de temps, les parois de l'abcès articulaire se sont également rapprochées, le foyer a diminué d'étendue : la suppuration, moins abondante chaque jour, s'est frayé une issue à l'extérieur au moyen de trois petites ouvertures fistuleuses qui se sont formées, le 18 juin, au-dessous et en dedans de la plaie pratiquée au genou, pendant que celle-ci tendait à une cicatrisation qui a été complète le 8 juillet.

Le malade est dans un état de maigreur extrême. Le dévoiement, qui avait persisté jusqu'à ce jour, malgré le traitement employé pour le combattre, commence à diminuer : cependant le *facies* est terreux ; le pouls petit, faible et fréquent ; la toux persiste.

Le 15 juillet, les trois ouvertures fistuleuses du genou fournissent très-peu de suppuration, les bandes qui enveloppent les jambes sont enlevées, le membre est très-amaigri ; le genou a onze lignes de circonférence de plus que celui du côté opposé ; il paraît beaucoup plus volumineux en raison de l'extrême maigreur de la jambe ; le dévoiement est très-peu abondant. Le malade, dont la perte paraissait certaine, commence à se ranimer : sa figure est un peu moins cadavéreuse, sa peau moins sèche ; l'appétit se fait sentir ; la toux diminue. (Même traitement ; côtelettes, bouillons de poulet, 60 grammes de vin de Bagnols.)

Les jours suivants, l'amélioration fait des progrès rapides : le 2 août, les trois ouvertures fistuleuses sont cicatrisées ; le 5, les garde-robes sont naturelles ; la peau est moite ; le pouls moins fréquent, plus fort, très-régulier ; la respiration est libre, la toux a disparu. (Le malade mange la demie et prend de l'eau vineuse.) On supprime la décoction blanche, le diascordium et les lavements.

Pendant les quinze jours qui suivent, l'appétit augmente, les digestions sont très-bonnes, les forces se développent, la maigreur diminue, la face commence à se colorer. (Tous les trois jours le malade prend un bain gélatineux.)

Le 22 août, le malade se lève pour la première fois ; soutenu par deux béquilles, il peut faire quelques pas ; l'articulation du genou est roide et paraît ankylosée : un mois suffit au rétablissement complet des forces. A cette époque, le malade quitte ses béquilles ; et, appuyé sur une canne, il commence à travailler dans la salle. Six semaines plus tard il peut remplir les fonctions d'infirmier dans les travaux les moins fatigants : son embonpoint est remarquable, ses membres ont repris leur vigueur ; mais le genou gauche reste toujours ankylosé. C'est dans cet état que le nommé Bélézé sort de l'hôpital le 16 mars 1842.

DEUXIÈME OBSERVATION.

Plaie pénétrante de l'articulation du genou gauche. Application du bandage. Conservation des mouvements.

Le 3 septembre 1841, le nommé Janiard (Bénigne), âgé de 22 ans, menuisier en fauteuils, demeurant rue Amelot, 26, est entré à l'hôpital Saint-Antoine, salle Saint-François lit 34.

A sept heures du matin, le 3 septembre 1041, le nommé Janiard, occupé *à abattre une carre* sur une chaise dite Louis XV, était, à cet effet, placé de manière à avoir le genou droit en terre et le genou gauche appuyé par son côté interne sur un des pieds de devant de la chaise. Un ciseau de 18 lignes de largeur fut poussé avec force par la main droite, il glissa sur la *carre* et vint s'enfoncer dans le genou gauche en se dirigeant de dedans en dehors et de haut en bas. A l'instant il fit une plaie de deux pouces située entre le bord antérieur du condyle interne du fémur et l'angle interne de la rotule, de telle sorte qu'une ligne, partant du centre de la rotule et passant par l'angle de cet os que nous avons indiqué, puis se prolongeant en haut, divisait la plaie en deux parties égales. La longueur de cette plaie est de neuf lignes; elle est beaucoup plus profonde à sa partie moyenne qu'à ses extrémités. Cette circonstance m'a autorisé à penser que l'instrument avait pénétré dans les chairs par un de ses angles. Au moment où la plaie a été produite, un liquide filant, semblable à de l'eau gommée (expression du malade), s'est écoulé par la plaie.

Deux minutes après l'accident, Janiard s'est levé et il a pu marcher jusqu'à son établi; alors seulement le sang a commencé à couler, mais en très-petite quantité il est vrai; le malade a perdu connaissance.

Le malade est transporté à l'hôpital à huit heures de la même matinée; la plaie est pansée avec des bandelettes agglutinatives.

Le lendemain, 4 septembre, une saignée de 375 grammes est pratiquée; on recouvre le genou de cataplasmes de farine de graine de lin.

Pendant les jours suivants, le genou se tuméfie et devient douloureux. Les bandelettes sont enlevées, la plaie reste béante; elle fournit un liquide jaunâtre, filant; le pouls est fréquent, dur; la peau est chaude. (Eau de gomme sucrée avec du sirop de groseilles, diète.)

Le 9, 40 sangsues sont appliquées sur le genou, autour de la plaie. (Cataplasmes, repos; même régime.)

Le 10, même état que la veille : 30 nouvelles sangsues sont appliquées sur le genou.

Le 12, le membre est gonflé, le genou volumineux;

la douleur est vive, le pouls se maintient aussi fort et aussi fréquent. Cependant, les jours suivants, la douleur diminue, le pouls faiblit, la plaie fournit une suppuration plus abondante ; au pus se mêlent quelques traînées de synovie.

Le 22 septembre, la jambe et le pied sont œdémateux ; le genou est toujours enflé, douloureux, la suppuration est très-abondante ; un bandage roulé est appliqué depuis le pied jusqu'à la cuisse, de manière à laisser la plaie à découvert. Ce pansement fait sortir de l'articulation une quantité de pus pouvant être évaluée à deux verres. Chaque jour, une bande nouvelle est appliquée sur la précédente d'après les principes que j'ai développés dans la description du bandage n° 2. La plaie est recouverte d'un plumasseau enduit de cérat et d'un cataplasme.

Pendant les quatre jours suivants, l'application nouvelle d'une bande autour de l'articulation fait sortir une grande quantité de pus. La douleur diminue.

Le 28 septembre, une septième bande est appliquée sur les six précédentes ; elle est serrée avec assez de force, néanmoins la quantité de pus évacuée est moindre. Le malade se plaint peu, la douleur ne se fait sentir d'une manière vive que lorsqu'il imprime un mouvement au membre.

Le 29, l'appareil de la veille est mouillé de pus ; la surface du genou, laissée à nu, est un peu gonflée par suite de la compression exercée autour d'elle ; la rougeur cependant est peu vive ainsi que la douleur. La plaie a conservé sa forme première, ses bords sont vermeils. Une huitième bande est appliquée : la compression qu'elle détermine sur les parois de l'articulation évacue quelques cuillerées de pus seulement. Aucune bulle d'air ou de gaz ne s'échappe de la plaie ainsi que cela avait lieu pendant les deux premiers pansements au moyen du bandage (cérat et cataplasme).

Le lendemain, la neuvième bande est appliquée ; il sort très-peu de pus ; la douleur est presque nulle.

Le 1er octobre, on suspend l'usage des cataplasmes, la plaie est pansée avec du cérat ; le bandage est laissé autour du membre. Le malade est mis au bouillon. Pendant huit jours, on panse la plaie de la même manière. Dans ce laps de temps elle fournit très-peu de pus, des bourgeons s'élèvent de sa partie profonde : ses angles sont cicatrisés ; le pansement au cérat est continué. Le malade mange le quart.

Le 12, la plaie fournit quelques gouttes d'un liquide séreux, filant, dont la quantité, toute faible qu'elle est, diminue encore le 13 et le 14. On prescrit la demie.

Le 15, la plaie est entièrement guérie. Le 20, le malade se lève ; la jambe est toujours entourée du bandage (trois quarts de portion).

Les jours suivants, le malade marche soutenu par des béquilles. Le 28, le bandage est enlevé ; le genou est à peine plus volumineux que celui du côté opposé, la cicatrice est solide ; nulle douleur ne se fait sentir sous la pression que l'on exerce autour d'elle. L'articulation est roide, la marche est pénible ; le malade sort de l'hôpital le 29 octobre 1841.

Dans le mois de janvier 1842, Janiard est venu me voir. La marche était assurée, quoique sans appui étranger. Le genou est à l'état normal ; les mouvements sont libres, la douleur nulle. Dans le mois de mars même année, ayant eu occasion de revoir le nommé Janiard, j'ai pu me convaincre de sa guérison complète.

____

Il est facile de démontrer que le caractère de gravité des plaies qui nous occupent ne se rattache pas uniquement à celles qui affectent les grandes articulations ; l'ouverture des petites cavités articulaires est aussi très-souvent suivie d'accidents graves.

IIIe OBSERVATION (1).

Plaie pénétrante de l'articulation métacarpo-phalangienne du doigt indicateur droit. Guérison.

Saillard (Joseph), âgé de 32 ans, de Paris, grenadier au 64ᵉ de ligne, est entré à l'Hôtel-Dieu de Clermont, le 7 avril 1835, salle des militaires, n° 32, pour y être traité d'une plaie d'un pouce d'étendue, se dirigeant obliquement de la partie externe de l'articula-

_____

(1) L'auteur d'une thèse sur les plaies pénétrantes des articulations a, sans doute par inadvertance, publié cette observation comme lui appartenant. Je la reproduis ici, telle que je l'ai recueillie et lue publiquement pendant que j'étais interne à l'Hôtel-Dieu de Clermont.

tion du second métacarpien avec la première pha-lange du doigt indicateur droit jusqu'au milieu de l'espace interosseux compris entre le doigt indicateur et le doigt annulaire.

La simplicité apparente de cette plaie a paru néces-siter seulement l'emploi de bandelettes agglutinatives et de cataplasmes émollients dans le but d'opérer la réunion et de prévenir l'inflammation qui pourrait se développer. Pendant quelques jours la plaie est disposée à se cicatriser ; mais des accidents locaux et généraux ne tardent pas à se développer. Huit jours durant, la douleur existe assez intense pour priver le malade de sommeil. Le pouls prend un caractère fébrile ; il survient un sentiment de malaise général ; la soif est vive, l'inappétence prononcée ; les lèvres de la plaie sont écartées ; la main et l'avant-bras sont douloureux et tuméfiés. On prescrit au malade de la tisane d'orge, un julep et la diète. Bientôt, malgré l'emploi de l'extrait gommeux d'opium ad-ministré à la dose d'un grain pendant plusieurs jours, on ne peut parvenir à faire cesser ou même à dimi-nuer la douleur continuelle qu'éprouve le malade. Cependant, à chaque pansement, la suppuration four-nie par la plaie augmente de quantité, change de na-ture, devient *séreuse ;* en même temps la mobilité de l'articulation augmente beaucoup et fait penser que la lésion qui, dans le principe, avait paru simple, se trouve néanmoins compliquée de l'ouverture de la capsule articulaire, seul accident capable de retarder ainsi la marche de la cicatrisation et de donner lieu à des douleurs aussi vives.

Convaincu de la nature et de la gravité de la plaie, M. Fleury père fait aussitôt succéder au traitement antiphlogistique une médication révulsive locale dont l'expérience a constaté l'efficacité. Quelques jours après l'application d'un vésicatoire sur le dos de la main, sur la plaie elle-même, le malade éprouve un soulagement prononcé ; les douleurs diminuent d'intensité ; le calme revient, le sommeil reparaît, l'appétit se fait sentir ; chaque jour, l'amélioration fait des progrès ; le malade mange le quart.

Le 16 mai, un nouveau vésicatoire est appliqué ; il produit un résultat assez satisfaisant pour faire espérer que, par ce mode de traitement, on parviendra à obtenir la guérison.

Le 17, les bords de la plaie sont tuméfiés et présentent un grand nombre de bourgeons charnus proéminents que l'on réprime par l'action du nitrate d'argent. Le vésicatoire donne beaucoup ; la douleur est presque nulle.

Le 18. Depuis trois jours il est survenu une éruption générale pour le traitement de laquelle on a cru devoir mettre le malade à l'usage de tisanes dépuratives ; des bains sont prescrits.

Le 19, l'état du malade est assez satisfaisant ; la plaie commence à se cicatriser ; le gonflement, existant depuis quelques jours à l'avant-bras, est en voie de déclin. Le malade n'éprouve aucune douleur ; le pouls est fort, développé, sans fréquence ; l'appétit est assez grand, les digestions sont faciles.

Malgré les nombreuses cautérisations pratiquées dans le but de réprimer les bourgeons charnus trop proéminents et dont la végétation très-active promettait une prompte guérison, la plaie a fourni, pendant une quinzaine de jours encore, une suppuration assez abondante à laquelle a succédé une cicatrisation régulière.

Le gonflement qui existait sur le doigt indicateur et la région métacarpienne a été combattu par des douches, lesquelles ont opéré la résolution en peu de temps et rendu à l'articulation métacarpo-phalangienne du doigt indicateur une mobilité assez grande.

Le malade est sorti de l'Hôtel-Dieu le 6 juin 1835.

Ainsi, comme on le voit dans cette observation, c'est par l'emploi du vésicatoire volant que M. Fleury père combat les accidents survenus à la suite des plaies pénétrantes des articulations. Je pourrais citer, comme preuve de l'efficacité de ce traitement, un nombre assez considérable de faits que j'ai recueillis dans le service de ce chirurgien, pendant que j'étais son interne; mais les limites que je me suis imposées dans ce travail ne me le permettent pas : on pourra consulter à ce sujet la thèse de M. Fleury fils.

Il ne suffit pas de combattre les accidents qui surviennent à la suite des plaies des articulations ; il faut encore, pour arriver à un résultat beaucoup plus positif, prévenir la cause de l'inflammation des surfaces articulaires ou la détruire promptement. Ce résultat est obtenu pleinement par l'application du bandage décrit plus bas pour les grandes articulations ; et par celle d'un bandage fait avec des bandelettes de diachylon, pour les petites articulations. Ce bandage est basé sur le principe suivant :

Au moyen d'une compression, uniforme, permanente et successivement progressive, exercée sur les parois mobiles d'un foyer, on peut

1° Prévenir l'introduction de l'air dans une cavité articulaire ou dans un grand abcès en appliquant la compression avant l'ouverture de la cavité, et en ayant soin de graduer convenablement cette compression à mesure que le pus s'écoule ;

2° Chasser l'air qui s'est introduit dans un foyer ou les gaz qui s'y sont formés, en continuant à exercer la compression d'après les principes que nous allons établir.

Description d'un bandage employé comme base du traitement des plaies pénétrantes des articulations et des grands abcès, et plus spécialement appliqué aux plaies pénétrantes du genou.

1° Une bande, dont la longueur et la largeur seront proportionnées au développement du membre, sera roulée autour du pied, des orteils au talon, passera sur la jambe pour recouvrir cette partie du membre inférieur et arriver au-dessous de l'articulation du genou, qu'elle enveloppera aussitôt, en laissant à découvert la plaie et une petite étendue de la région que celle-ci occupe. Puis, après avoir franchi la région poplitée, elle gagnera la partie inférieure de la cuisse pour y former une anse antérieure; de là elle reviendra sous le jarret pour contourner ensuite la partie supérieure de la jambe, et décrire au-dessous de la rotule une anse nouvelle en regagnant la région poplitée; après avoir ainsi formé un 8 de chiffre dont les anneaux s'entre-croiseront en arrière de l'articulation, cette bande passera sur la partie inférieure de la cuisse pour s'y développer en spires régulièrement imbriquées, et se terminer enfin à la hauteur de la partie moyenne de cette région.

2° Une nouvelle bande, partant de la région supérieure de la cuisse, contournera de haut en bas cette partie du membre inférieur en suivant, dans la formation de ses spires, une direction inverse de celle parcourue par la première bande; elle gagnera l'articulation du genou, et, après l'avoir recouverte, en laissant à nu la plaie, elle se perdra sur la jambe.

Si la plaie occupe le côté interne de l'articulation, la bande inférieure ou *tibiale* devra être roulée en dedans, afin qu'elle puisse exercer sur les parois de l'articulation une compression plus favorable à l'écoulement des liquides; tandis que la bande supérieure ou *fémorale* sera roulée de dedans en dehors jusqu'au-dessous de l'articulation du genou. Si la plaie est placée au côté externe, les bandes seront roulées en sens inverse.

Le pansement le plus convenable à l'état de la plaie

et de l'articulation sera appliqué et maintenu au moyen d'une troisième bande qui devra être renouvelée à chaque pansement.

Chaque jour, après que la plaie aura été mise à découvert, on appliquera un bandage semblable à celui qui vient d'être décrit, en ayant soin de le serrer d'une manière graduée. A chaque tour de bande passé sur l'articulation, on comprimera ses parois avec la plus grande uniformité possible.

Suivant que le pied et le bas de la jambe s'amaigriront plus ou moins rapidement, on aura soin de prendre l'une ou l'autre de ces deux régions pour point de départ de la bande, afin de soutenir les tissus qui les forment, et de prévenir l'infiltration qui serait le résultat de la compression exercée sur les parties plus élevées du membre.

A chacun des pansements suivants, une seule bande suffira pour graduer la compression qu'il sera nécessaire d'exercer sur les parois de l'articulation.

Enfin, pour mieux faire comprendre les indications à remplir dans l'application de ce bandage, il est plus simple d'annoncer que le but que l'on se propose d'atteindre, en recouvrant chaque jour d'une bande nouvelle l'articulation malade, sans enlever les bandes précédemment appliquées, consiste non-seulement à chasser de l'articulation les liquides ou les gaz qui peuvent y être contenus, mais encore à prévenir l'introduction ultérieure de l'air dans la cavité. Et nous pouvons affirmer que ce résultat a été pleinement obtenu chez les deux malades dont nous avons rapporté les observations.

D'ailleurs il est très-facile d'analyser le mode d'action que détermine le bandage par la compression permanente et graduée qu'il exerce sur l'articulation. Ne voit-on pas, en effet, que, lors de l'application de la première bande, les parois mobiles comprimant dans toutes les directions, mais à un certain degré seulement, le liquide ou les gaz contenus dans l'articulation, une certaine quantité de ceux-ci, toujours en rapport avec le degré de pression exercée, s'écoule par la plaie. Les parois maintenues dans cet état, et ne pouvant s'écarter l'une de l'autre, le pus qui se forme dans l'intervalle de deux pansements est obligé de fluer au dehors dans l'impossibilité où il se trouve de distendre les parois du foyer. Si quelques bulles de gaz sont encore contenues dans l'articulation, la seconde et la troisième bande, en rapprochant à leur tour et graduellement les parois articulaires l'une de l'autre, expulsent inévitablement ces bulles, en même temps qu'elle font fluer à l'extérieur une quantité de pus mesurée par l'étendue du rapprochement qu'elles ont opéré.

Ainsi, comme nous l'avons observé, non-seulement les gaz contenus dans la cavité sont chassés au dehors, mais encore l'introduction ultérieure de la plus petite quantité d'air est rendue impossible par la puissance qui s'oppose d'une manière permanente à l'écartement des parois du foyer. Mais une bande étant appliquée sur l'articulation et ayant opéré le degré de pression jugé nécessaire, il faudra éviter avec soin de pratiquer une compression momentanée; car, après avoir chassé une certaine quantité de liquide, les parois du foyer se redressant par l'effet de leur élasticité, au moment même où la compression cesserait, il se formerait dans l'articulation un vide qui serait immédiatement occupé par de l'air.

Chaque jour, la bande qui est appliquée sur celles qui l'ont été précédemment produit une évacuation de liquide dont la quantité diminue à mesure que les parois se rapprochent du centre du foyer. Enfin il arrive une époque, plus ou moins rapprochée, à laquelle, la source du pus étant tarie, la plaie cicatrisée, deux résultats définitifs peuvent avoir lieu : dans l'un, ainsi que cela a eu lieu chez Janiard, à la sécrétion purulente succède une sécrétion séreuse qui favorise le mouvement des surfaces articulaires; dans l'autre, les parois se trouvant en contact s'unissent ensemble d'une manière plus ou moins solide et produisent une ankylose, comme on le voit dans l'observation de Bélézé.

STAPHYLORAPHIE.

STAPHYLORAPHIE.

Les individus atteints de division congéniale ou accidentelle du voile du palais, et auxquels des moyens insuffisants ne permettent pas d'entreprendre un voyage de long cours et de faire des frais toujours considérables, vivent et meurent avec leur infirmité. Or le nombre en est très-grand !

Ayant eu occasion de pratiquer deux fois la staphyloraphie, avec les seules ressources qu'offre à un étudiant sa modeste trousse, je m'empresse de publier le procédé que j'ai mis en usage, persuadé qu'un grand nombre de médecins qui n'osaient entreprendre une opération aussi délicate *et réservée seulement aux mains les plus habiles* s'empresseront d'offrir leurs services aux malheureux qu'ils avaient condamnés à vivre privés, souvent, de plusieurs facultés.

PREMIÈRE OBSERVATION.

Division du voile du palais et du quart postérieur de la voûte palatine. Staphyloraphie. Guérison.

En 1838, pendant que je remplissais, à l'hôpital du Midi, les fonctions d'interne, j'eus occasion de pratiquer, en présence de M. Puche et des élèves externes attachés à son service, l'opération de la staphyloraphie sur le nommé Remlinger (Frédéric), tailleur, âgé de 18 ans, natif de Hennechimberg (Moselle), demeurant rue Saint-Lazare, 30.

Ce jeune homme, entré à l'hôpital, salle n° 9, lit

n° 20, le 23 janvier 1838, était atteint d'une division congéniale de la luette, du voile du palais et du quart postérieur de la voûte palatine. Chacun des lambeaux de la luette et du voile du palais se trouvait fortement rétracté et appliqué au côté interne du pilier antérieur correspondant, de manière à intercepter un espace triangulaire dont le bord inférieur était formé par la base de la langue. Les parties des bords latéraux comprises depuis le sommet de chacune des divisions de la luette jusqu'à l'angle supérieur avaient une longueur de deux pouces environ. La hauteur du triangle, depuis le milieu de son bord inférieur jusqu'à son angle supérieur, était mesurée par l'étendue existant entre la langue et la voûte palatine. Une ligne verticale, partant de l'angle formé par la division des os palatins, tombait sur la partie postérieure du tiers moyen de la langue lorsque la pointe de cet organe se trouvait en contact avec la face postérieure des incisives inférieures. Par cette disposition, la bouche et le pharynx formaient une seule cavité qui en avant était séparée des fosses nasales par la portion maxillaire de la voûte palatine.

Il est impossible de comprendre le petit nombre de mots français dont ce jeune homme, habitué à la langue allemande, peut se servir. Lorsqu'il s'exprime dans cette dernière langue, il ne parvient à se rendre intelligible à ses compatriotes que lorsque, après de nombreuses relations, il est possible à ceux-ci de deviner en quelque sorte sa pensée.

N'ayant pas à ma disposition les instruments inventés par MM. Roux, Grœfe, Dieffenbach, etc., je me suis servi des instruments suivants :

1° Deux pinces à pansement,
2° Un bistouri boutonné,
3° Un bistouri convexe,
4° Trois aiguilles courbes, de petite dimen-
sion et très-convexes,

Pour procéder de la manière que je vais indiquer.

Le 18 février 1838, le malade étant assis, sa tête inclinée en arrière et fixée sur la poitrine d'un aide, un bouchon convenablement disposé est placé entre les mâchoires, du côté gauche, afin de maintenir celles-ci fortement écartées. Le lambeau gauche de la luette est saisi avec les pinces et tiré en bas, pour tendre la lèvre gauche de la division ; un bistouri convexe est glissé de bas en haut et d'arrière en avant, entre l'os palatin et la membrane palatine, de dedans en dehors : cette membrane est ainsi détachée de l'os dans une étendue de deux à trois lignes et dans tout le trajet de la division qui correspond à l'os du palais.

Le tranchant d'un bistouri boutonné est ensuite porté sur la luette pour gagner, par une succession de mouvements alternativement dirigés d'avant en arrière et d'arrière en avant, l'angle supérieur de la division qu'il dépasse aussitôt d'une demi-ligne. Par ce double mouvement, une bandelette d'une demi-ligne d'épaisseur est détachée tout le long du bord interne de la portion gauche du voile. Les pinces abandonnent la partie gauche de la luette, pour être portées sur le côté opposé du même organe. Par l'intermédiaire de cet instrument, la luette et le voile du palais sont tendus et tirés en bas; alors on opère sur le côté droit du voile de la manière qui vient d'être décrite pour le côté gauche. La bandelette détachée à droite forme, avec celle du côté opposé, un V renversé dont le sommet correspond à l'angle de la division.

Une des aiguilles, armée de trois fils cirés formant ruban, est saisie à sa partie moyenne par la seconde pince autour de laquelle on a soin de rouler le fil pour mieux assujettir l'aiguille entre ses mors. La pointe de cette aiguille est portée perpendiculairement à la surface du voile, à trois lignes au-dessous de l'angle de la division, et à une distance égale du bord de cette division. Le voile est traversé d'avant en arrière; et la pince, rapidement dégagée du fil qui l'entoure, abandonne la partie moyenne de l'aiguille pour se porter sur son chas et diriger la pointe, sur la lèvre opposée, afin de lui faire traverser, d'arrière en avant, cette partie du voile, à une distance égale de l'angle et du bord de la division. Pendant que l'aiguille traverse la seconde lèvre de la division, la première pince est portée sur le côté correspondant de la luette, pour tendre le voile et faciliter le trajet de l'aiguille. L'aiguille est dégagée du fil, et les deux extrémités de celui-ci sont fixées sur les joues du malade, l'une à droite et l'autre à gauche. Une seconde aiguille est portée, de la même manière, à trois lignes du bord droit de la division, et à huit lignes au-dessous du premier fil. Cette aiguille parcourt un trajet semblable au précédent pour venir sortir, d'arrière en avant, à huit lignes au-dessous du premier fil, et à trois lignes en dehors du bord gauche de la division. Dans l'application de cette seconde ligature, il a été nécessaire de saisir l'aiguille entre les bords de la division pour lui faire traverser le côté gauche du voile, d'arrière en avant.

Les deux chefs du fil sont également assujettis sur les joues du malade; enfin un troisième fil est placé, ainsi que le précédent, à huit lignes au-dessous du second et à trois lignes de l'extrémité de la luette. Ainsi chacun des fils forme une anse dont la concavité regarde en avant et renferme les deux lèvres de la division. Le dernier fil, étant saisi par ses deux chefs et tiré en bas, il affronte parfaitement le tiers inférieur des lèvres de la division, et permet, sous l'influence de l'action des deux ligatures supérieures, de constater la possibilité d'un rapprochement parfait dans toute l'étendue de la division. Cela fait, les deux chefs du fil supérieur sont entre-croisés de manière à former un nœud qui réunit les bords de la division et les maintient en contact. Après avoir été porté sur le côté droit du voile du palais par les deux doigts indicateurs, ce nœud est saisi et maintenu serré au degré convenable par une des pinces à pansement, sur laquelle, toujours avec les deux indicateurs, on fait glisser le second nœud; les fils sont coupés à une ligne du nœud. Après avoir serré les deux ligatures suivantes et les avoir débarrassées des parties inutiles des fils, il est facile de voir que le contact entre les lèvres de la division se trouve parfait. L'opération a duré trois à quatre minutes.

Le malade reste pendant cinq jours couché sur le côté pour favoriser l'écoulement de la salive par la bouche et éviter tout mouvement de déglutition. Une diète absolue est observée pendant ce laps de temps. Une fièvre légère se déclare le second jour de l'opération et cesse le quatrième.

Le cinquième jour, la ligature moyenne ayant coupé le bord gauche de la division, elle est enlevée. Le lendemain, j'enlève également la ligature supérieure et, deux jours après, la ligature inférieure. Les plaies formées par le trajet des fils se cicatrisent promptement. Le centre du voile présente une petite ouverture ovale, d'une ligne de hauteur environ, et formant un pertuis susceptible de recevoir une grosse tête d'épingle ; dans tout le reste de son étendue, la cicatrice est très-solide. Après avoir inutilement employé à plusieurs reprises le fer rouge ou la pierre infernale pour faire disparaître ce pertuis, je rafraîchis ses bords, au moyen d'un bistouri à lame très-étroite, et je place une ligature qui, au bout de quatre jours, opère une adhésion complète ; cette ligature est alors enlevée.

Peu de temps après l'opération, l'articulation des sons est difficile, le malade semble avoir besoin de faire subir à ses organes une nouvelle éducation.

Plus tard, la voix est devenue très-intelligible, mais elle est toujours restée nasonnée.

Feu M. Cullerier, ayant eu occasion de voir le jeune Remlinger, dans le service de M. Puche, constata la disposition linéaire de la cicatrice, et voulut bien m'engager à opérer un de ses malades. Mon départ de Paris s'opposa à l'exécution de cette opération.

IIe OBSERVATION.

Division du voile du palais. — Staphyloraphie.

Marie Dalmas, âgée de dix-huit ans, de Souveliouse, commune de Condat (Cantal), est atteinte d'une division congéniale du voile du palais et de la luette; l'écartement des lambeaux est d'un pouce environ au niveau de ce dernier organe, la bouche étant béante.

Cette jeune personne articule les sons d'une manière très-incomplète. Seule, la mère de Marie Dalmas, habituée aux mouvements variés qui animent la belle figure de sa fille, peut parvenir à interpréter facilement les expressions de sa pensée.

Dans les premiers jours du mois d'août 1838, j'opérai la jeune Marie en présence de M. Savignat, médecin et maire de Condat. Le procédé employé étant le même que celui que j'avais mis en usage quatre ou cinq mois avant, à l'hôpital du Midi, je m'abstiendrai de le décrire de nouveau ; je noterai seulement que la voûte palatine étant conformée d'une manière normale, le bistouri convexe me devint inutile. Deux pinces à anneaux, un bistouri boutonné et trois aiguilles furent les seuls instruments employés. Quelques minutes suffirent à l'exécution de cette opération ; trois ligatures furent placées. La malade fût soumise à la diète la plus absolue pendant les trois jours suivants. Le lendemain de l'opération, le pouls étant plein et fréquent, la figure colorée, une saignée du bras fut pratiquée. Le sixième jour, les ligatures furent enlevées ; un très-petit pertuis existait au centre du voile du palais, au niveau de la ligature moyenne.

C'est dans cet état que j'ai laissé Marie Dalmas, pour révenir à Paris reprendre mes fonctions d'interne.

Tout récemment, j'ai appris que des cautérisations réitérées, faites avec le nitrate d'argent, avaient été insuffisantes pour obtenir l'obturation du pertuis. L'articulation des sons s'effectue d'une manière moins imparfaite. (Je n'ai pas eu occasion d'observer moi-même les changements survenus.)

Après avoir avivé les bords de l'ouverture, il suffirait probablement de placer une seule ligature pour produire une union complète et déterminer une modification plus favorable dans la voix.

AMPUTATION SUS-MALLÉOLAIRE.

Gérard Charles, âgé de 18 ans , d'une constitution lymphatique, garçon marchand de vin, demeurant rue Saint-Merry, 37, est sorti de l'Hôtel-Dieu (annexe), pour entrer à l'hôpital Saint-Antoine , salle Saint-François, n° 19.

Ce jeune homme est pâle et affaibli par une suppuration abondante qui dure depuis plusieurs mois. Cette suppuration est fournie par une plaie, située sur le dos du pied droit , de quatre centimètres de diamètre , et donnant passage à une tumeur fongueuse de la forme d'un champignon et de la grosseur d'une noix ; elle saigne au plus léger contact. Un stylet, introduit dans l'intérieur de la plaie , fait reconnaître une carie des os du tarse : le pied est très-volumineux , rouge et douloureux. Pendant huit jours on recouvre la plaie de cataplasmes de farine de graine de lin ; le malade prend des bains locaux émollients , il boit de l'eau de gomme et mange deux soupes ; l'inflammation se dissipe en quelques jours ; alors le malade est mis à un régime tonique , néanmoins la plaie fournit toujours un pus sanieux et fétide.

Le 20 juillet , l'amputation paraît être le seul moyen à employer pour sauver le malade ; mon excellent chef, M. Bérard aîné, veut bien me charger de cette opération, que j'ai pratiquée sous ses yeux le 22 juillet.

Procédé opératoire. (1).

Le malade étant convenablement disposé , la compression de l'artère crurale est exercée sur la tête du fémur droit. Je me plaçai au côté interne du membre pour diriger librement, avec la main gauche, un couteau interosseux. Une incision horizontale est pratiquée de dedans en dehors, depuis le bord interne du tibia jusqu'au bord externe du péroné, au-dessous du tiers moyen de la jambe. Deux incisions perpendiculaires à la première sont opérées, l'une longeant le bord externe du péroné, l'autre le bord interne du tibia : elles partent d'un pouce et demi au-dessus de l'incision horizontale, et descendent à angle droit sur cette dernière pour s'unir avec ses extrémités , de manière à former un lambeau antérieur carré. Ces incisions n'intéressent que la peau. Cette membrane est disséquée jusqu'à la base du lambeau et relevée immédiatement. Le couteau est introduit à plat , à la base du lambeau cutané, entre les muscles jambier antérieur , extenseurs , péronier antérieur , et la face externe du tibia qu'il rase pour glisser au devant du ligament interosseux et de la face antérieure du péroné, puis sortir dans l'angle supérieur de l'incision verticale postérieure qui limite le lambeau

(1) Le procédé qui a le plus de rapport avec celui que j'indique est le procédé de Ravaton.

en arrière. Le tranchant est alors dirigé perpendiculairement à l'axe des muscles qu'il coupe. La pointe
de l'instrument est aussitôt portée dans l'angle supérieur de la plaie verticale interne, en arrière du bord
interne du tibia, pour être plongée entre la face postérieure de cet os, du ligament interosseux, du péroné qu'il rase et les muscles fléchisseurs des orteils,
jambier postérieur, etc., et sortir immédiatement
par l'angle supérieur de la plaie verticale externe.
Par deux mouvements alternatifs de la pointe au
talon, puis du talon à la pointe, toute l'étendue
du tranchant glisse rapidement, de haut en bas,
dans l'épaisseur de la région inférieure du mollet ;
puis l'instrument est porté directement en arrière, et
aussitôt le lambeau postérieur se trouve taillé carré-
ment.

Pendant que je pratiquais le lambeau postérieur,
le pied était porté, par un aide, dans le plus grand
état possible d'extension sur la jambe ; la jambe
était fléchie sur la cuisse, et celle-ci sur le bassin ;
en même temps ma main droite exerçait une traction
en arrière, directement sur les muscles du mollet,
afin de les détacher, en quelque sorte, des parties
que l'instrument allait parcourir.

Les deux lambeaux sont renversés sur la jambe.
Le couteau est porté dans l'espace interosseux ; il
tranche, perpendiculairement à l'axe des os, les parties musculaires qui lui avaient échappé ; il se dirige sur le péroné qu'il contourne en le ceignant de
son tranchant, pour passer ensuite sur la face posté-

rieure du tibia et le ceindre à son tour. Par ces mouvements le périoste est coupé, circulairement, à la base des lambeaux. On passe une compresse entre les os pour ménager les parties sensibles , et deux traits de scie, après avoir abattu l'angle antérieur du tibia dans une épaisseur de deux centimètres , divisent en même temps dans leur continuité les deux os de la jambe. L'opération est achevée en moins de deux minutes.

Résumé de l'opération.

Dans le 1er temps : incision horizontale placée à un pouce au-dessous du lieu où les os doivent être sciés; deux incisions verticales ; dissection du lambeau antérieur ou cutané.

Dans le 2e temps : section des extenseurs , des jambier et péronier antérieurs à la base du lambeau cutané , dans la direction du centre du membre à sa périphérie.

Dans le 3e temps : section de la peau et des muscles du mollet; formation du lambeau postérieur ou musculaire ; division circulaire du périoste des deux os.

Dans le 4ᵉ temps : section des os.

Une ligature est placée sur chaque artère tibiale, et les lambeaux rapprochés s'adaptent avec une régularité parfaite. Pansement ordinaire.

La surface du lambeau postérieur s'est unie aux os et au lambeau antérieur, sans donner une seule goutte de pus. Une plaie superficielle, de quatre millimètres de hauteur, formée par les bords inférieurs des deux lambeaux, fournit une très-petite quantité de suppuration et se cicatrise complétement au bout de dix jours (bandelettes de linge enduit de cérat, charpie sèche râpée).

Le 4 août, les ligatures qui correspondent à la partie antérieure du moignon sont entourées par un abcès de la grandeur d'une pièce de vingt sous. Une incision livre passage à un quart de cuillerée de pus. Le petit foyer fournit de la suppuration pendant sept jours, le huitième jour, 12 août, les ligatures sont enlevées. Le 14 août, le malade est guéri ; le 18, il se lève et marche appuyé sur deux béquilles.

Ainsi les lambeaux se sont cicatrisés entre eux et avec les os par première intention ; quelques gouttes de pus ont été fournies par la peau seulement, au niveau des bords inférieurs des lambeaux. Le dixième jour après l'amputation, la plaie, formée par les bords de ces lambeaux, se trouve entièrement cicatrisée et assurait la guérison dans ce laps de temps, si les artères eussent été tordues; mais l'abcès occasionné par la présence des ligatures retarde la guérison complète jusqu'au 22ᵉ jour après celui de l'opération.

Ce jeune homme reste à l'hôpital pour attendre un brodequin mécanique; mais bientôt il devient nostalgique, et cinq mois et demi après l'amputation il meurt dans un profond état de marasme.

Névralgie des branches frontales de la cinquième paire du côté droit. — Guérison par l'excision de ces nerfs. — Erysipèle phlegmoneux. — Abcès multiples. — Abcès orbitaire pris successivement pour une carie et pour une hydrophthalmie. — Guérison. — Retour de la névralgie sur les branches maxillaires du côté droit.

Dans le courant du mois de mars 1838, madame V..., âgée de 69 ans, est venue à Paris pour s'y faire traiter d'une névralgie frontale. M. F..., alors pharmacien en chef de l'hôpital du Midi, m'ayant prié de donner mes soins à la malade, je recueillis les renseignements qui suivent :

Depuis dix-sept mois, une douleur attribuée à l'action d'un courant d'air auquel la malade s'est souvent exposée se fait ressentir dans le côté droit de la face et du crâne; la joue est le siége de la première douleur. Pendant les premiers six mois, la douleur revient d'une manière irrégulière, elle est peu vive et ne dure que quelques instants. Bientôt les intervalles diminuent; en même temps chaque nouvelle douleur reparaît plus intense que les précédentes. Cet état s'aggrave lentement pendant cinq mois. Depuis cette dernière époque, les douleurs sont très-vives, elles se manifestent par crises irrégulières dont la durée ordinaire est de deux heures; souvent entre chaque douleur, il existe un calme parfait. La douleur se faisant plus spécialement sentir dans le côté droit du cuir chevelu, on conseille à la malade de porter des calottes en flanelle ou en taffetas. Une amélioration assez manifeste résulte de l'exécution de ce conseil; mais bientôt de nouvelles douleurs se font ressentir dans la joue, puis dans l'œil, et reparaissent par crises de plus en plus rapprochées. Pendant ce laps de temps, la malade est soumise à l'action des calmants et des narcotiques les plus puissants sans obtenir de soulagement. Madame V... se décide à partir pour Paris, où elle arrive pour la première fois le 23 mars 1837. Durant un séjour de six semaines dans la capitale, les douleurs reparaissent d'abord par crises, mais leur violence est sensiblement diminuée. La douleur étant attribuée à la carie de quelques dents, aussitôt quatre d'entre elles sont enlevées, il n'en résulte aucun soulagement. Sous l'influence des vésicatoires et de la morphine appliqués sur le trajet des nerfs frontaux, les douleurs disparaissent complétement pendant quelques jours; la malade, se croyant guérie, quitte Paris pour rentrer dans ses foyers.

De retour chez elle, madame V... éprouve bientôt de nouvelles crises, assez rares d'abord, puis revenant ensuite à des époques plus rapprochées; pendant ces crises les mouvements de la mâchoire aggravent la douleur; cet état dure plusieurs mois.

En 1838, la malade souffre toujours; le 11 mars, elle se fait pratiquer une saignée; le 15 du même mois, second départ pour Paris. C'est à cette époque que j'ai occasion de voir madame V... pour la première fois : alors des douleurs excessivement vives reviennent de quart d'heure en quart d'heure et durent deux à trois minutes; elles occupent la région fronto-pariétale droite et s'irradient du côté de l'oreille. Dans l'intervalle des douleurs, la malade est très-calmé et compare, à la sensation de morsures répétées, à la dilacération des tissus, la douleur qu'elle éprouve pendant les crises. Bientôt, en effet, il est facile de voir que ces expressions ne sont point exagérées, à la crispation des traits du côté droit du visage, aux mouvements latéraux de la mâchoire inférieure et au grincement de dents qui en résulte; tous les muscles de cette région entrent convulsivement en contraction. L'œil droit s'ouvre et se ferme alternativement avec force; dans certains moments la contraction de tous ces muscles est tellement puissante, que la peau revêt l'aspect d'une surface irrégulièrement ridée dont l'expression de douleur est indicible : en même temps le côté opposé du visage perd ses plis naturels pour se laisser entraîner par les muscles convulsés.

La crise commence d'une manière lente par quelques mouvements de la mâchoire inférieure qui ressembleraient assez à ceux de la mastication si, pendant cet acte, on exerçait une succion sur la paroi de la bouche, afin d'excaver la joue correspondante. En outre, les paupières de l'œil droit s'ouvrent et se ferment assez rapidement et avec plus de force que du côté sain ; il existe dans ces organes une espèce de *vigoureux* clignotement. L'œil semble, par l'inclinaison de la tête en avant, chercher à fuir la lumière ; quelques paroles entrecoupées sont difficilement prononcées ; la bouche est tirée à droite et grimace : ces mouvements augmentent rapidement d'intensité, durent une demi-minute environ dans cet état, et sont suivis de deux ou trois fortes contractions interrompues par des instants inappréciables de repos, la crise alors est terminée. Je prescris de la tisane de feuilles d'oranger et de valériane, des potions antispasmodiques ; des vésicatoires sont appliqués sur le trajet des nerfs frontaux.

Les convulsions de la face, pendant l'accès de névralgie frontale, sont dues à l'irritation des nerfs frontaux réfléchie par le cerveau sur le nerf moteur de la face. Il y a toujours instantanéité de douleur et de convulsion, ces deux états cessent en même temps.

Quelques douleurs très-légères se manifestent, à de longs intervalles, sur le trajet des autres branches du nerf trijumeau.

Après avoir employé plusieurs vésicatoires volants, la malade éprouve du soulagement pendant deux jours, puis les douleurs reparaissent, plus intenses que jamais, sur le trajet des deux nerfs frontaux. Les crises nerveuses se font ressentir toutes les quatre à cinq minutes, et durent chaque fois une à deux minutes. Quelques vomissements bilieux se manifestent pendant les douleurs (60 grammes de sirop de nerprun); des évacuations ont lieu, mais ne déterminent aucun soulagement. Au rapprochement des crises, il semble que les douleurs tendent à devenir continues. Convaincu de l'inefficacité des agents thérapeutiques, je propose à M. F... l'excision des nerfs frontaux. La malade accepte avec empressement cette opération dans l'espoir d'être délivrée de ses atroces douleurs.

Le 24 mars, je pratique ainsi l'excision des nerfs frontaux : la malade étant calme, je fais sur le front, avec un bistouri convexe, une incision semi-lunaire, à courbure dirigée en bas ; laquelle, partant d'un demi-pouce au-dessus et en dedans du trou sus-orbitaire, se termine au niveau de la ligne courbe temporale. Cette incision figure avec le sourcil deux arcs adossés. La peau et le muscle frontal droit sont divisés ; le lambeau étant disséqué et relevé dans une étendue de huit lignes, le bistouri est porté rapidement du nerf frontal interne sur le frontal externe, en faisant glisser sur l'os le tranchant de l'instrument ; la division est opérée un peu au-dessus de l'origine des filets palpébraux. A l'instant même, la malade pousse une exclamation de joie ! la douleur avait cessé subitement, au milieu d'une crise nouvelle qui commençait au moment où j'achevais l'incision semi-lunaire. Après avoir saisi chaque nerf et les avoir isolés de bas en haut dans une étendue de huit lignes, j'en pratiquai l'excision.

Le lambeau est placé dans sa position naturelle pour être exactement appliqué, au moyen de bandelettes agglutinatives et d'une douce compression, sur l'os frontal et la lèvre inférieure de la plaie. Quarante-huit heures étant écoulées, la plaie est réunie ; la cicatrisation est assez solide le troisième jour pour qu'il me soit possible d'enlever les bandelettes et de cesser la compression légère que j'exerçais sur la surface du lambeau.

La douleur n'a pas reparu ; la région dans laquelle se ramifient les nerfs frontaux est insensible. Le troisième jour, une rougeur luisante, érysipélateuse existe au niveau de la pommette gauche et du côté de la région temporale correspondante. Le lendemain, la rougeur s'est étendue ; elle occupe bientôt tout le côté gauche de la figure et du crâne, côté opposé à celui sur lequel l'opération a été pratiquée. La langue est blanche, le pouls fort et fréquent ; on fait une saignée. Je prescris des bains de pieds à la moutarde, des onctions avec un mélange d'onguent mercuriel et de cérat, gomme sirop de groseille, diète.

Le 29 mars, un érysipèle occupe tout le côté gauche de la face et du crâne ; mais il est parfaitement limité sur la ligne médiane de ces deux régions. Deux grains d'émétique en lavage sont donnés ; ils déterminent des garde-robes assez abondantes et deux vomissements.

Le 30 mars, empâtement de la région temporale

gauche, gonflement de tout le côté correspondant de la figure ; déviation à droite de la bouche, occasion-née par la différence de volume des deux joues. (Même traitement ; lavement de séné.)

Les jours suivants, l'érysipèle est arrivé à son plus haut degré de développement. Une fluctuation se fait sentir dans la région temporale ; j'ouvre l'ab-cès, issue d'un demi-verre de pus ; compression uni-forme sur la région, recollement des parois du foyer. Deux jours après, ouverture d'un petit abcès situé dans l'espace triangulaire formé par les aponévroses temporales et l'apophyse zygomatique à laquelle elles s'insèrent. L'œil gauche devient saillant et doulou-reux ; des battements se font sentir dans le côté cor-respondant de la tête ; de nouveaux abcès se forment dans l'épaisseur de chacune des paupières gauches, dans la joue, dans la fosse canine, sous le cuir che-velu. Tous ces abcès, après avoir été ouverts, se ci-catrisent avec une rapidité vraiment remarquable.

Le 6 avril, l'œil gauche se projette en avant en-tre les deux paupières.

Dans une discussion sur l'état de l'œil, je soutiens que cet organe n'est pas plus volumineux que celui du côté droit. En effet, l'augmentation de volume est seulement apparente, et le résultat de la saillie en avant qui lui est imprimée par une collection puru-lente située derrière l'organe, dans la cavité orbitaire ; car comment, lorsqu'il se forme des abcès partout où il y a du tissu cellulaire sur la face et le crâne, mettre en doute, dans les circonstances que nous avons indiquées, l'existence d'un abcès dans l'orbite, cavité on ce tissu cellulaire est si abondant.

Je prévins alors M. F... qu'il serait nécessaire de faire une ponction au-dessous de l'œil, entre cet organe et le muscle petit oblique, le muscle droit inférieur et le droit interne, si, promptement, l'abcès lui-même ne se faisait jour à l'extérieur.

Le lendemain, la malade n'éprouve point la douleur névralgique ; la seule souffrance qui se fait ressentir est occasionnée par la répulsion de l'œil qui, dans cette nouvelle position, ne peut être complétement abrité de la lumière. Les paupières entre lesquelles il se trouve restent écartées l'une de l'autre, de deux à trois lignes ; pouls peu fréquent, sommeil presque nul ; des linges très-fins imbibés d'eau de guimauve ou d'eau pure sont appliqués sur l'organe malade ; néanmoins la cornée perd sa transparence et se dessèche dans les parties qui ne sont pas recouvertes par les paupières. Le malade prend des bouillons (julep diacodé).

Le 7 avril, la cornée est opaque ; les douleurs de tension sont toujours vives ; les battements se font encore ressentir dans le côté gauche de la tête. Inquiet et n'étant pas convaincu de la vérité de mon diagnostic, M. F. conduisit madame V. chez M. S..., oculiste. Or voici le diagnostic de ce praticien : « Carie des os de la cavité orbitaire. »

Bien moins rassuré encore sur la nature de cette affection nouvelle à laquelle il ne s'attendait guère, M. F. fait appeler M. le docteur Sar... ; alors la

7

carie du premier oculiste se transforme en *hydroph-thalmie*. On se doute déjà de la valeur de ces deux diagnostics.

Le 8 avril, après avoir été précédée d'une petite tumeur rouge, une ouverture se manifeste dans l'angle rentrant qui résulte de la réunion de la paupière supérieure avec la peau du sourcil, à distance égale des deux angles des paupières. Cette ouverture livre passage à deux cuillerées de pus. Je fus immédiatement appelé et aussitôt, ayant introduit dans le foyer un stylet du volume d'une aiguille à cataracte de M. Sichel, je pus alors convaincre, de la vérité de mon diagnostic, M. F...., qui aussitôt se rangea à mon avis. L'abcès orbitaire fournit du pus pendant quelques jours ; pour faciliter son écoulement, je conseille à la malade de se coucher sur le ventre, la tête regardant le sol. L'œil rentre insensiblement dans la cavité orbitaire et son volume reparaît bientôt tel qu'il avait toujours été ; l'abcès se cicatrise bientôt, et ainsi disparaissent avec lui la *carie* et l'*hydrophthalmie*. La cornée reste complétement opaque, quelques gouttes d'un liquide blanc occupent la chambre antérieure. Mme V. ne souffre plus aucune douleur, son appétit est assez bon ; les forces reviennent promptement et bientôt elle quitte Paris.

Pendant trois mois et demi, Mme V.... n'éprouve aucune douleur, mais après ce laps de temps elles se font sentir dans la joue et la mâchoire inférieure du côté droit ; les deux nerfs maxillaires deviennent ainsi le siége de douleurs semblables à celles qui ont existé sur le trajet des branches frontales.

Dans le moment où nous publions cet article, Mme V.... éprouve des crises assez vives et peu éloignées les unes des autres; les douleurs se font ressentir dans les régions que nous venons d'indiquer, mais surtout au niveau des trous sous-orbitaires et maxillaires inférieurs, dans l'œil droit et le côté droit de la langue.

Les douleurs sous-orbitaires et frontales n'ont plus reparu.

Observation de fracture du crâne. — Rupture de la corde du tympan. — Paralysie du côté droit de la face. — Phlébite. — Mort (1).

Le 22 février 1841, le nommé Benjamin, âgé de 37 ans, tonnelier, est entré à l'hôpital Saint-Antoine, salle Saint-François n° 22, pour s'y faire traiter de contusions reçues dans les circonstances suivantes :

Après avoir été renversé sous une pièce de vin et avoir resté pendant plusieurs minutes sous elle, Benjamin fut transporté à l'hôpital Saint-Antoine.

A son arrivée, le malade présentait les symptômes ci-dessous décrits : douleurs vives dans toute la poitrine, plus prononcées à gauche, aggravées par les

(1) Je place ici cette observation de paralysie de la face, par opposition à l'état convulsif de la même région, chez le sujet de l'observation précédente.

efforts de l'inspiration; dysurie; céphalalgie intense; battements de cœur fréquents et irréguliers, aucun bruit anormal ne se fait entendre dans la poitrine.

Une plaie contuse de huit lignes d'étendue existe au-dessus du sourcil gauche; cette plaie est simple et sans dénudation du coronal, aucune lésion ne se fait remarquer aux membres, un écoulement abondant a lieu par l'oreille droite. Une saignée est pratiquée au bras droit. Le lendemain, 23 février, le malade éprouve des douleurs de tête violentes, une ecchymose occupe l'épaisseur de la paupière inférieure de l'œil droit; l'écoulement de l'oreille persiste; la respiration est difficile, néanmoins l'auscultation ne fournit aucun signe particulier; les battements du cœur sont toujours fréquents et présentent un peu d'irrégularité; le pouls est plein, fort et fréquent; l'intelligence du malade est normale, ses réponses sont précises, lui-même fournit les renseignements énumérés plus haut. Une nouvelle saignée est pratiquée au bras gauche; le sang est séreux, pâle, très-pauvre.

Huit sangsues sont appliquées sur le côté gauche de la poitrine, on prescrit huit centigrammes de tartre stibié dans une pinte d'eau.

24 février, même état que la veille : écoulement sanguinolent par l'oreille, céphalalgie, difficulté dans la respiration, douleurs vives, sentiment de pesanteur à la base de la poitrine, décubitus en supination; l'auscultation fait entendre, du côté gauche, un léger bruit de frottement; à droite, la percussion

fournit un bruit sonore. Le pouls est moins fort et plus fréquent que la veille; le faciès indique un commencement de prostration. La plaie produite par la saignée du bras droit est un peu enflammée, une ecchymose peu étendue l'environne; une nouvelle saignée est pratiquée au bras droit, vingt sangsues sont appliquées sur le côté gauche de la poitrine. Le soir, on fait une application de sinapisme aux mollets. Le malade prend pour tisane une solution de gomme édulcorée avec du sirop de groseilles ; diète.

Le 25 et le 26, la plaie du front tend à la cicatrisation, la douleur de tête persiste : la tête est un peu portée en arrière, le décubitus se maintient en état de supination; le frottement entendu les jours précédents dans le côté gauche de la poitrine est plus développé, la respiration est laborieuse; la plaie du bras droit, résultant de la première saignée, donne issue, par une pression modérée, à une petite quantité de liquide saigneux ; l'avant-bras est un peu tuméfié ; pâteux ; le malade est maintenu au régime indiqué ; un cataplasme est appliqué sur le bras droit.

Le 27 février, on remarque une déviation légère de la bouche à gauche ; l'œil droit ne se ferme pas complétement; le muscle buccinateur cède un peu pendant l'inspiration; la douleur de tête est plus intense; la figure présente un aspect terreux. La douleur du côté se fait ressentir à gauche d'une manière plus vive; l'inspiration est peu étendue, le bruit de frottement est très-caractérisé. De là matité se fait observer à la partie postérieure de la poitrine, du côté gauche ; le pouls est mou, fréquent, irrégulier. Le malade éprouve une soif assez vive. Des évacuations alvines ont eu lieu la veille sous l'influence du purgatif administré. Le bras droit est plus volumineux, son empâtement plus considérable : de légères pressions exercées sur les veines radiales font sortir, par la plaie, un pus saigneux et un caillot sanguin. Le malade ne peut pas fléchir l'avant-bras ; on continue l'usage des cataplasmes, le malade est maintenu à l'eau de gomme.

Le 28, la paralysie des muscles du côté droit de la face est plus prononcée que la veille : dans l'occlusion volontaire des yeux, la paupière supérieure du côté droit laisse à découvert le tiers inférieur de la surface oculaire. Dans cet état, il est possible au malade d'ouvrir l'œil droit autant que le gauche ; l'occlusion seule, comme nous l'avons dit, s'effectue d'une manière incomplète ; la bouche est fortement tirée à gauche par les muscles de ce côté ; la narine gauche est plus dilatée que celle du côté opposé ; dans l'inspiration la joue droite se déprime légèrement, pendant qu'elle devient très-convexe dans l'expiration : pendant ce temps, l'expulsion de l'air de la cavité buccale produit un frémissement particulier, la salive contenue dans la bouche devient spumeuse. L'écoulement par l'oreille persiste ; la plaie du front est presque cicatrisée, le facies est plus terreux que la veille ; une sueur visqueuse couvre le visage. La respiration est laborieuse, la douleur du côté gauche persiste, mais elle est moins intense; la matité est plus étendue; le pouls est mou, faible, sa fréquence persiste; une quantité assez abondante de pus, toujours saigneux, s'écoule par la plaie du bras droit; l'empâtement est plus considérable. Même traitement.

1er mars, prostration très-grande, décubitus dorsal, immobilité de la tête légèrement renversée en arrière; paralysie complète des mouvements de tous les muscles du côté droit de la face. L'œil droit, dont l'occlusion est incomplète, est devenu terne et sec dans toute la partie soumise au contact de l'air; les deux pupilles sont uniformément dilatées. La respiration est stertoreuse, le pouls faible et déprimé, le facies grippé et terreux; une sueur visqueuse et froide recouvre tout le tronc. Le bras droit est dans le même état que la veille, un pus toujours mêlé à des caillots sanguins s'écoule par la plaie. L'intelligence, qui s'était maintenue dans un état normal, est altérée depuis quelques heures. Dans la soirée, le malade délire.

Le lendemain 2 mars, la gravité des symptômes observés la veille fait des progrès rapides, la respiration devient excessivement difficile et laborieuse, le pouls filiforme. Le malade succombe à trois heures du soir.

Autopsie faite 36 heures après la mort.

Embonpoint assez remarquable du sujet ; constitution robuste, nulle trace sensible de putréfaction, plaie de la tête presque complétement cicatrisée.

Ouverture du crâne au moyen du trait de scie. Point d'injection des rameaux de la dure-mère. Sous cette membrane, dans la cavité même de l'arachnoïde, il existe sur toute la surface du cerveau, tant à sa partie convexe qu'à sa base, un épanchement sanguin coagulé, d'un cinquième de ligne environ d'épaisseur. Cet épanchement est plus considérable du côté droit, et au niveau de la fosse latérale et moyenne du crâne, ainsi que de la fosse antérieure et latérale droite, qu'il ne l'est partout ailleurs. A la convexité du cerveau, du côté gauche, la couche sanguine présente des lacunes irrégulières, au niveau desquelles on aperçoit une couche de pus demi-concret qui occupe, comme l'épanchement sanguin auquel elle est sous-jacente, toute la surface du cerveau. Ce pus est logé dans les espaces sous-arachnoïdiens ou dans le tissu cellulaire de la pie-mère. Les vaisseaux de la pie-mère sont gorgés de sang. Cette membrane est ramollie et se déchire avec la plus grande facilité. Incisée par tranches, la substance cérébrale est ferme ; elle n'est point injectée ; les ventricules latéraux, le troisième ventricule sont

arides : à peine une goutte de sérosité se fait observer à la partie la plus déclive de chacun d'eux ; le
quatrième ventricule présente le même caractère. Sur
la dure-mère, on ne voit aucune déchirure à la base
du crâne ; dans aucun point, cette membrane n'est
décollée des os ; ses adhérences à la base du crâne
nécessitent une traction assez forte pour l'en séparer.
Après avoir enlevé cette membrane, on reconnaît une
fracture qui, partant du sinus latéral droit, à un
pouce au-dessous de sa terminaison, se dirige d'arrière en avant, occupe toute la région mastoïdienne
du temporal ; sépare presque complétement l'apophyse mastoïde, en passant par sa base ; puis divise,
d'arrière en avant et de dehors en dedans, la portion
pierreuse du temporal, de telle manière qu'il est possible d'écarter l'une de l'autre les parois interne et
externe de la cavité du tympan. La paroi inférieure
du conduit auditif externe est déchirée, et commu-
nique, au moyen d'une large ouverture pratiquée aux
dépens du tissu fibreux, avec les cellules mastoïdiennes dont une partie adhère à la région mastoïdienne du temporal, et l'autre, plus considérable,
appartient à l'apophyse mastoïde elle-même. Cette
apophyse se trouve ainsi fracturée à une ligne et demie
de sa base. Par sa disposition, la fracture divise, en
deux parties égales, l'orifice tympanique des cellules
mastoïdiennes. La partie de la caisse du tympan qui
est placée en dehors de la fracture supporte l'enclume
qui lui adhère ; la portion placée en dedans de la
fracture présente, en haut et en devant, la paroi in-

terne de la caisse sur laquelle on voit l'étrier dans
ses rapports avec la fenêtre ovale ; mais séparé de
l'enclume dans son articulation avec cet os. Le marteau est adhérent à la membrane du tympan, sa tête
est en contact avec la surface articulaire de l'enclume
qui lui correspond ; tout moyen d'union est rompu
entre ces deux os. Au centre de la membrane du tympan, il existe une petite perforation ovalaire capable
de donner passage à un grain de millet. Dans toute
sa circonférence, la membrane du tympan est adhérente à l'os qui la supporte ; la corde du tympan est
rompue au niveau du marteau ; un liquide sanguinolent occupe la cavité du tympan et l'intérieur des cellules mastoïdiennes. De nombreux caillots d'une fibrine peu colorée adhèrent aux parois des cellules
mastoïdiennes et à toutes les aspérités que présente
l'intérieur de la caisse : un semblable caillot masque
la petite déchirure de la membrane du tympan. Ce
n'est qu'après avoir fait usage du filet d'eau que j'ai
pu observer la lésion de cette membrane, dont la tension normale avait d'abord fait préjuger son intégrité.
La fracture s'étend à la base de la grande aile du
sphénoïde qu'elle sépare en se perdant dans le corps
de cet os. Le nerf facial ne présente aucune altération appréciable, les parois de son canal sont
intactes. Après avoir mis à nu, avec beaucoup de
précautions, la membrane fibreuse qui enveloppe ce
nerf, il a suffi d'une traction légère pour extraire, de
son canal osseux, la portion de la corde du tympan
adhérente à la partie externe du nerf facial contenu

dans l'aqueduc de Fallope. Un caillot sanguin est placé dans le vestibule ; les canaux demi-circulaires et le limaçon n'offrent cependant rien de particulier. D'après ces faits, il est évident, pour nous, que la matière de l'écoulement, observée pendant la vie, provenait de l'altération du sang extravasé dans les cellules mastoïdiennes et la caisse du tympan. Aucune circonstance anatomique autre que la rupture de la corde du tympan ne nous fournissant l'explication de la paralysie faciale, nous sommes réduits à nous demander quelle a pu être l'influence de la rupture de la corde du tympan sur la faculté motrice du nerf facial.

Thorax. Conformation naturelle du thorax. Après la section des cartilages et la désarticulation du sternum et des clavicules, on trouve, à droite, une fracture des quatrième, cinquième, sixième et septième côtes à leur partie moyenne. Épanchement sanguinolent peu abondant ; fausses membranes puriformes, très-minces et très-peu résistantes, sur la surface du poumon et de la plèvre. Rien au poumon. À gauche, fracture des troisième, quatrième, cinquième, sixième et septième côtes à leur partie moyenne. Le fragment postérieur de la cinquième côte a irrégulièrement déchiré la plèvre dans une étendue de six lignes. Un épanchement séro-sanguinolent assez abondant existe dans la cavité correspondante. Des fausses membranes, plus épaisses et occupant une étendue assez considérable, font adhérer le poumon à la plèvre, sans cependant que leur adhérence résiste à l'effort le plus léger. La surface du poumon ne présente aucune altération ; son tissu est sain.

Bras. Les veines superficielles de l'avant-bras droit sont d'une couleur gris sale ; elles sont entourées par du pus liquide, un peu saigneux. Au niveau du poignet, toutes leurs origines, ainsi que leurs nombreuses anastomoses, présentent une nodosité dont le volume varie suivant le calibre du vaisseau. Ces nodosités sont formées par un caillot sanguin qui adhère avec assez d'intimité aux parois veineuses. Chacun des caillots a une longueur variable suivant le volume de la veine à laquelle il appartient, depuis cinq lignes pour les plus grosses, jusqu'à une ligne pour les plus ténues ; chaque caillot est plus consistant, plus ferme et terminé d'une manière plus nettement arrondie du côté de l'origine des vaisseaux ; du côté du cœur, au contraire, le caillot se prolonge, en s'effilant dans une étendue de deux à quatre lignes, à partir de l'endroit où il cesse d'adhérer aux parois. Dans quelques veines, il est rouge à l'intérieur et enveloppé d'une couche de pus qui lui adhère ; son extrémité est libre dans certaines veines, dans d'autres il se continue avec un second caillot qui est flottant au milieu du pus qu'elles renferment. Le pus occupe toutes les veines superficielles de l'avant-bras, ainsi que la céphalique jusqu'à son insertion dans la sous-clavière. Là il existe un caillot volumineux qui empêche le pus d'arriver plus avant. Ce caillot est moins consistant

que ceux dont nous avons déjà parlé ; il est aussi
moins adhérent aux parois de la veine ; d'ailleurs,
comme les caillots placés à l'origine des veines, il
présente la même disposition, mais en sens inverse :
seulement son extrémité, en contact avec le sang, est
moins circonscrite et acquiert plus de diffluence à
mesure qu'on l'observe plus près du point où la
circulation a lieu. L'extrémité, en contact avec le pus,
va aussi en s'amincissant, à partir du point central
du caillot ; cette disposition donne au caillot un aspect tout à fait fusiforme. Quelques pressions légères
exercées sur les veines au-dessous de la piqûre pratiquée dans la saignée font sortir très-facilement le
pus ; de semblables pressions ont le même résultat
lorsqu'elles sont exercées de haut en bas au-dessus
de la piqûre. Aucun effort exercé de manière à
diriger le pus contre les caillots obturateurs n'est
parvenu à rompre leurs adhérences avec la membrane interne des veines. Après avoir été vidées par
des pressions réitérées, les veines s'aplatissent beaucoup moins que dans l'état normal ; leurs membranes
sont plus épaisses que les membranes réunies d'artères dont le volume correspondrait au calibre de
chacune des veines enflammées. Les membranes de ces
vaisseaux sont friables, surtout la membrane interne
qui présente un aspect tomenteux. Le tissu cellulaire environnant est un peu œdématié ; son adhérence avec les parois veineuses est plus grande que
dans l'état normal, et sa disposition lamelleuse ne s'y
trouve plus. Les cavités du cœur contiennent des cail-

lots de fibrine décolorée. Le cœur est mou, ses fibres sont pâles, elles cèdent sous l'ongle et se détruisent facilement.

Les organes des appareils digestifs et urinaires ne présentent aucune lésion appréciable.

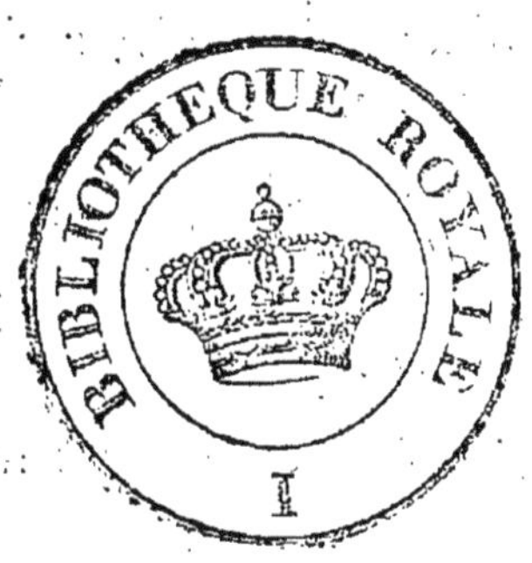

IMPRIMERIE DE Mme Ve BOUCHARD-HUZARD, RUE DE L'ÉPERON, 7.

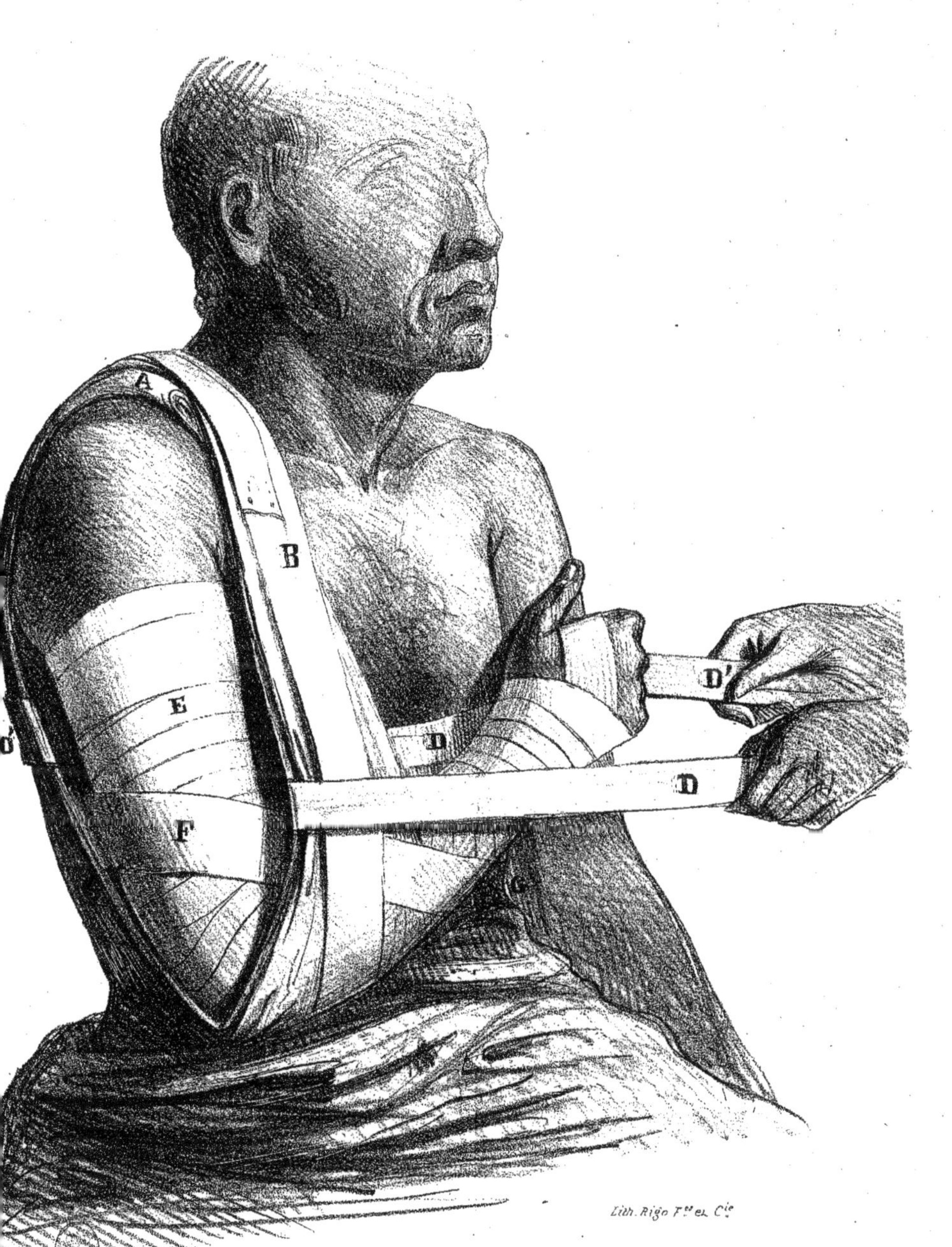
A
B
D'
E
D
F
G
Lith. Rigo F.re et Cie

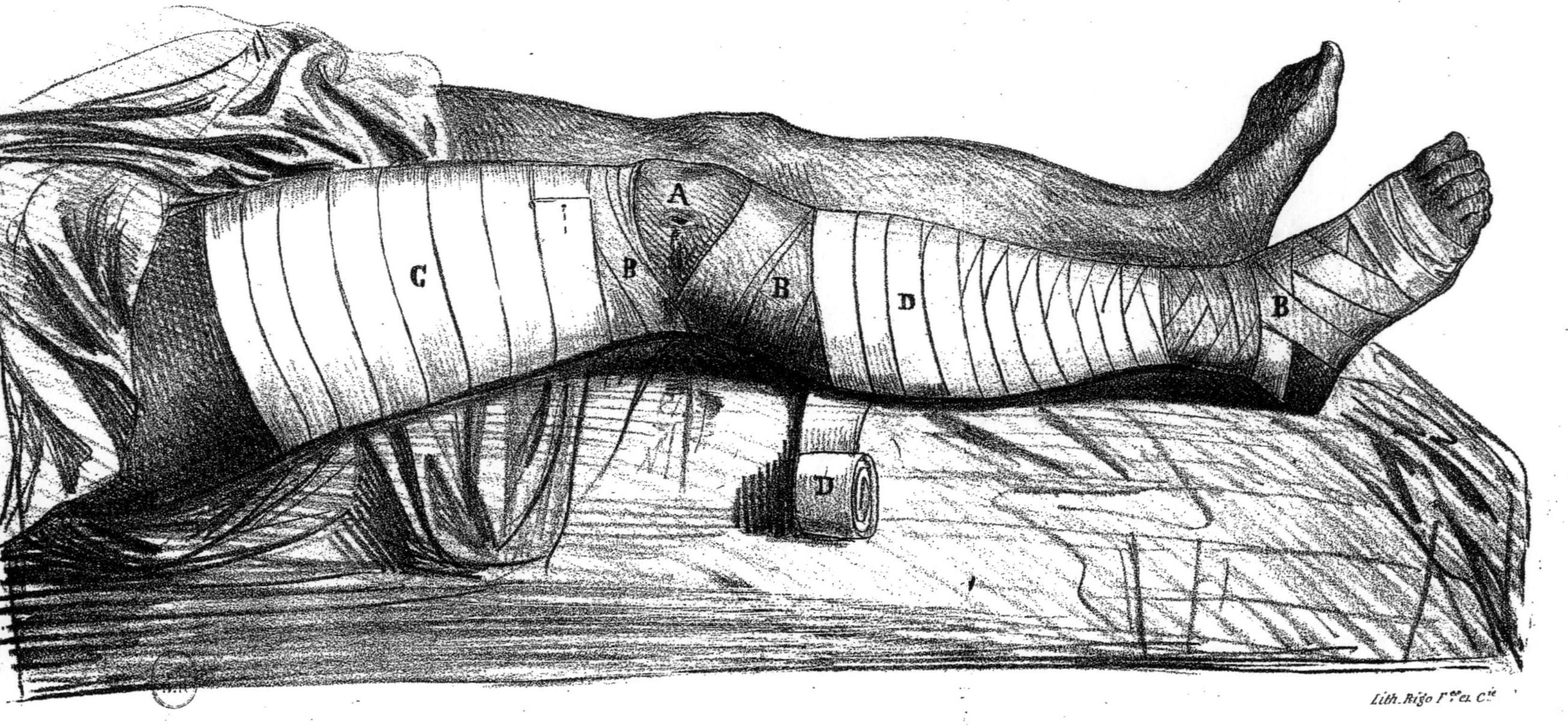

C
B
A
B
D
B
D
Lith. Rigo F.res et C.ie
Planche 2.me